RECHERCHES ET OBSERVATIONS SUR LA NÉVRALGIE FACIALE.

Se trouve a PARIS :

Chez Gabon, place de l'École de médecine, n.° 2;
Méquignon-Marvis, rue de l'École de médecine, n.° 9;
Foucault, rue des Noyers, n.° 37.

RECHERCHES
ET
OBSERVATIONS
SUR
LA NÉVRALGIE FACIALE,
OU
LE TIC DOULOUREUX DE LA FACE.

PAR M. MÉGLIN,

DOCTEUR EN MÉDECINE, DE L'ANCIENNE SOCIÉTÉ ROYALE, MEMBRE CORRESPONDANT DE L'ATHÉNÉE DE MÉDECINE DE PARIS.

. . . . . Artem experientia fecit,
Exemplo monstrante viam. . . .
MARC. MAN., *Astron.* L. 1, v. 63, 64.

STRASBOURG,

Chez LEVRAULT, imprimeur du ROI et de la Faculté de Médecine.

1816.

AVANT-PROPOS.

Mon dessein n'est point de donner une monographie complète sur la névralgie faciale, quoique j'aie tâché de rassembler et d'exposer sur cette maladie les choses dont la connoissance importe le plus aux médecins praticiens, en écartant toutefois avec soin toute discussion théorique inutile et presque toujours plus ou moins erronée. Le but principal que je me propose, en livrant à l'impression ce petit ouvrage, c'est de réunir en un fascicule mes observations pratiques sur le tic douloureux de la face, qui se trouvent éparses dans divers cahiers d'ouvrages périodiques de médecine.

La première de mes observations sur ce sujet a été publiée dans le Journal de médecine rédigé par MM. Corvisart, Roux et Boyer, cahier de Novembre pour l'année 1811. La seconde l'a été dans le même journal, cahier de janvier 1812. Trois autres se trouvent insérées dans le cahier de Juin 1813. L'athénée de médecine a bien voulu faire paroître dans la Bibliothèque médicale, cahier de Mai 1815, les quatre dernières, que je lui ai adressées. La dixième est encore inédite, de même que la onzième et la douzième, qui viennent de m'être communiquées par un praticien de la campagne (M. Noll, d'Ammerschwyr); j'ai cru devoir joindre ces deux observations aux miennes, parce qu'elles viennent à l'appui et en forment une suite naturelle.

Il m'a semblé qu'il pouvoit être utile de réunir ces observations, qui n'ont pas été jugées dénuées d'intérêt, et de les publier ainsi réunies, afin de mettre le praticien même qui ne possède pas de journal de médecine à portée de se les procurer et d'en prendre connoissance.

Je les ai fait précéder de l'histoire et de la description exacte de la maladie. J'ai surtout cherché à en établir le diagnostique, le plus clairement possible, d'après les meilleurs auteurs et d'après ce que j'ai vu moi-même, en marquant soigneusement toutes les différences qui distinguent cette maladie d'autres affections douloureuses de la tête, et surtout de la face, avec lesquelles elle a le plus d'analogie, afin de prévenir les méprises souvent fâcheuses dans lesquelles sont quelquefois tombés des gens de l'art même très-instruits, méprises d'autant plus faciles que, cette maladie atroce étant fort heureusement assez rare, on s'attend moins à la rencontrer.

J'ai parlé d'une manière succincte de la nature du tic douloureux et de ses causes;

j'ai fini par rendre compte des principaux moyens proposés et employés, jusqu'à ce jour, pour en obtenir la guérison. J'ai pensé, par mon travail, bien mériter de l'humanité souffrante.

RECHERCHES ET OBSERVATIONS

SUR

LA NÉVRALGIE FACIALE,

OU

LE TIC DOULOUREUX DE LA FACE.

1. ON comprend sous le nom de tic douloureux de la face, ou de névralgie faciale, cette maladie de nerfs chronique, idiopathique ou essentielle, qui affecte diverses parties de la face ou du contour de la tête, qui établit son siége de préférence sur quelques points, tels que l'aile du nez, la région de l'os de la pommette, particulièrement sur l'endroit où une branche principale du nerf maxillaire sort du trou sous-orbitaire, quelquefois sur une autre partie de la joue. Cette maladie prend par des accès accompagnés de douleurs excessives, pendant lesquels, de ces lieux déterminés et toujours les mêmes, il part, comme d'un centre ou d'un foyer, des irradiations tout aussi douloureuses, s'étendant sur d'autres parties de la face plus ou moins éloignées, sur l'œil, les paupières, le front, les tempes, l'oreille, la joue, les mâchoires, quel-

quefois sur tout un côté de la tête, de façon à séparer celle-ci, d'une manière vraiment surprenante, en deux parties distinctes, l'une saine, l'autre malade et cruellement souffrante. Les accès attaquent communément d'une manière subite, avec la promptitude d'un éclair, se terminent de même, et ne laissent communément, après leur disparition, pas la moindre trace de leur existence, ni rougeur, ni gonflement, ni sensibilité maladive ; ils se répètent plus ou moins souvent dans la journée, plus rarement la nuit, durent plus ou moins long-temps, pendant quelques secondes, quelques minutes, et même des heures entières.

2. Pendant les accès on remarque souvent, d'une manière très-visible, un frémissement, un trémoussement dans les fibres des muscles qui se trouvent placés sur les parties occupées par la douleur ; il s'y joint même quelquefois des mouvements convulsifs, qui déterminent des grimaces plus ou moins fortes, plus ou moins hideuses, lesquelles ont probablement fait donner à cette maladie le nom de *tic*.

3. Lorsque le siége du mal est fixé sur les mâchoires et sur les lèvres, rien ne peut égaler l'affreuse position des sujets qui en sont affectés. Le moindre mouvement des lèvres, soit pour parler, soit pour avaler, ne fût-ce que la salive, renouvelle les accès dans toute leur violence. Les malheureux

sont alors placés entre deux besoins bien pressants, ceux d'écarter la douleur ou la faim : quand ce dernier besoin l'emporte, ils sont obligés de jeter les hauts cris en avalant quelque substance nourrissante, même très-liquide, par petites cuillerées ; ils ne sauroient manger sans éprouver une sorte de désespoir.

4. J'ai dit que l'attaque commence le plus souvent subitement, avec la vîtesse de l'éclair. Quelquefois cependant les malades éprouvent des sensations préliminaires, quelques symptômes précurseurs, qui les avertissent de l'invasion de l'accès.

5. On doit remarquer que cette maladie n'affecte presque jamais qu'un côté de la face, qu'elle demeure ordinairement fixée dans son foyer primitif. Cependant Fothergill, Fouquet et Pujol[1] assurent avoir vu des tics douloureux quitter un côté de la face pour se placer sur l'autre ; on verra plus bas que chez M. l'abbé du C..., sujet de ma cinquième observation, le même déplacement a eu lieu. Fouquet, au rapport de Pujol, doit avoir vu deux dames affectées, chacune, d'un tic douloureux des plus violents, qui occupoit à la fois les deux joues.

6. Les tics douloureux que j'ai eu occasion

---

1 Essai sur la maladie de la face nommée le tic douloureux, par M. Pujol, pages 16 et 17.

d'observer, avoient leurs caractères essentiels et distinctifs si bien prononcés, qu'il n'y avoit pas moyen de méconnoître leur existence.

7. Cependant, dans le commencement, cette maladie de nerfs ne s'offre pas toujours aux yeux du médecin avec des signes distinctifs et parfaitement tranchés. Quelquefois les malades, dit Pujol, ne sentent d'abord que quelques coups de dard très-cuisants, qui passent avec la rapidité de l'éclair, et qui se font sentir de loin en loin dans le lieu qui doit être le siége du mal; ou bien ils éprouvent, en cet endroit, des douleurs sourdes et continues, qui s'animent insensiblement, et ne prennent que peu à peu toute leur force en devenant intermittentes. D'autres fois le mal débute par un gonflement fluxionnaire de toute la joue. A cette tumeur se joint le sentiment d'une douleur déchirante, bien supérieur à celui qu'occasionnerait une fluxion simple. La partie tuméfiée ne reprend que lentement son volume naturel. Pendant cette fausse résolution le tic se forme chaque jour, et laisse enfin tomber le masque dont il s'étoit d'abord couvert.

8. Quelles que puissent être, au reste, les formes particulières qu'adopte cette cruelle affection, on peut assurer que, dans la classe nombreuse et très-variée des maladies de nerfs, on n'en rencontre point qui fasse souffrir des tourments plus cruels,

moins tolérables, que le tic douloureux de la face. Les accès de ce mal sont quelquefois si répétés, les douleurs qui les accompagnent sont d'une telle acuité, d'une telle violence, qu'on a vu des malades, n'éprouvant aucun soulagement par l'usage long-temps continué de tous les remèdes employés, se livrer enfin au dernier degré du désespoir, et se donner la mort pour mettre fin à une existence insoutenable. Les auteurs en citent des exemples; j'en rapporte un plus bas. D'autres, souffrant avec courage et résignation, s'abandonnent à leur malheureux sort, se décomposent à petit feu, et, après avoir tout tenté en vain, périssent dans le dernier degré du marasme.

9. Une maladie aussi atroce, qui dure quelquefois un grand nombre d'années, et qui a éludé fréquemment les secours de l'art les plus énergiques, je dirois presque les plus cruels (le fer et le feu), contre laquelle est venue échouer, plus d'une fois, toute la science des médecins les plus habiles, est bien faite pour fixer l'attention de tous les médecins praticiens. Heureusement cette affection n'est pas commune; elle n'a pas toujours le même degré d'intensité et une issue aussi funeste.

10. Soit que les anciens médecins n'aient pas eu à combattre ce genre de maladie spasmodique, soit que, l'ayant rencontrée, ils ne l'aient envisagée

que comme une branche particulière, un simple symptôme d'autres maux de nerfs, il est certain que, dans les ouvrages qu'ils nous ont laissés, on ne trouve aucun tableau qui la dépeigne d'une manière bien reconnoissable.

11. Avicenne, qui a écrit sur les ris involontaires plus au long qu'aucun de ses prédécesseurs, est aussi le premier qui ait parlé de la douleur comme d'un symptôme de ces maladies : ce que les Grecs avoient nommé σπασμον χηνίχον, ce que Celse appeloit *distensio oris*, cet auteur le désigne dans sa langue naturelle sous une dénomination que Gérard de Crémone, traducteur du texte arabe, a cru pouvoir rendre en latin par celle de *tortura faciei.*[1] On n'ignore pas que jusqu'ici tous les auteurs ont regardé le mot *tortura* d'Avicenne comme le synonyme de *tensio, distorsio :* mais cette manière d'entendre Avicenne paroît faire violence au texte, dit Pujol, et suppose un contre-sens manifeste dans le mot latin du traducteur. Ce qu'il y a de certain, c'est qu'Avicenne reconnoît pour un des signes du ris involontaire convulsif, des douleurs vives ostéocopes : *homo,* dit-il à sa manière, *invenit dolorem in ossibus faciei suæ*[2]. Cela seul peut porter à croire que notre tic n'étoit pas inconnu à cet

---

1 *Lib. canon. lib.* 3, *fen* 2, *cap.* 15.

2 *Ibidem, cap.* 16.

habile praticien, puisque c'est le seul des ris involontaires dans lequel on remarque de pareilles douleurs. Au reste, la description que fait Avicenne du ris convulsif, est peu satisfaisante.

12. En compulsant tous les autres ouvrages de médecine de l'antiquité dignes de quelque attention, on ne trouve rien, comme je l'ai dit, qui puisse faire croire que les anciens aient eu quelques notions précises sur cette terrible maladie. On la connoissoit encore fort peu avant le milieu du siècle dernier. André, chirurgien de Versailles, en a donné une description exacte, avec plusieurs observations très-intéressantes, dans un ouvrage imprimé en l'année 1756, qui porte pour titre : *Observations pratiques sur les maladies de l'urètre, etc.* Ce chirurgien est le premier qui ait donné à cette maladie le nom de tic douloureux de la face, qu'elle a conservé [1]. *Je me hâterai de conclure*, dit cet auteur, page 325 de son livre, *que les mouvements convulsifs qui agitoient les personnes dont j'ai eu soin, ne pourroient retenir le nom de spasme cinique, et que celui de tic douloureux leur conviendroit bien mieux, puisque les deux termes désignent des contorsions et des*

1 M. Chaussier, l'un des professeurs les plus distingués de la Faculté de médecine de Paris, est également le premier qui ait imposé à cette affection, d'après sa nouvelle nomenclature, la dénomination, très-juste, *de névralgie faciale.*

grimaces accompagnées de douleurs violentes et presque insupportables. Cette maladie étoit encore si peu connue à cette époque, que, lorsqu'André eut publié son ouvrage, tous les gens de l'art furent fort surpris d'y voir la description d'une maladie aussi singulière et aussi terrible.

13. Mais, d'après les recherches de Siebold[1], André n'est pas le premier qui ait observé cette maladie. Déjà en 1724 Jean Hartman Degner, médecin et consul à Nimègue, traita un prédicateur qui en étoit affecté, et en donna l'observation très-bien faite dans le premier volume des Actes des curieux de la nature, sous le titre : *de dolore quodam perraro acerboque maxillæ sinistræ partes occupante et per paroxismos recurrente.* Degner croit même que, déjà en 1665, Laurent Bausch, président et fondateur de la société des curieux de la nature, est mort de cette maladie. Le malade éprouvoit, depuis quatre ans, une douleur pongitive dans les environs de la mâchoire gauche, qui cessoit parfois entièrement, et revenoit par accès. La maladie fit des progrès de plus en plus grands; les douleurs devinrent si violentes, que le malade ne put presque plus parler, ni avaler rien de solide. On combattit envain, dit Degner, une

---

1 *Doloris faciei, morbi rarioris atque atrocis, observationibus illustrati, adumbratio. Diatribe* 1 *etc. J. Ch.* Siebold, *D. M. P. P. Wirceburgi*, 1795.

âcreté scorbutique supposée; en 1665, la douleur devint si violente, que le malade mourut atrophié et frappé d'une hémiplégie du côté gauche.[1]

Daniel Ludwig, médecin de Gotha, donna aussi une observation sur cette maladie sous le titre : *de dolore superciliari acerbissimo.*[2]

14. Il n'existe d'autre traité ou ouvrage didactique sur cette maladie en France, que je sache, que celui du docteur Pujol, qui porte pour titre : *Essai sur la maladie de la face nommée le tic douloureux, etc.*, année 1787. Le D.r Fothergill l'a cependant décrite avec assez d'exactitude, avant Pujol, dans un ouvrage anglois, publié à Londres en 1776. Ce qui d'ailleurs a été écrit sur ce sujet, consiste à peu près dans quelques mémoires, tels que ceux de MM. Thouret et Andry, insérés dans l'Histoire de la société royale de médecine pour les années 1782 et 1783; celui de Fothergill, *A painfull affection of the face, Medical observations and inquiries, volum. V*; ceux de Jean Siebold, *Diatribe* 1.a *et* 2.a, *seu adumbratio doloris faciei, morbi rarioris atque atrocis, Wirceburg*, 1795 *et* 1797 : dans quelques dissertations, telles que celles de Vieillard, *Quæstio medica,* Paris 1768; de Salomon Simon, *Dissertatio inauguralis med., Halæ*, 1793; de

1 *Miscellan. natur. curios. decad.* 1, *ann.* 2.

2 *Miscell. natur. curios., decad.* 1, *ann.* 3, *observat.* 252.

Forstmann, *Dolor faciei, dissertatio inauguralis med.*, *Duisburg*, 1790, et dans des observations particulières insérées, en divers temps, dans les journaux de médecine françois, allemands et anglois.

15. Le tic douloureux est une maladie si peu commune, qu'il est des médecins d'une grande réputation qui, dans le cours d'une longue pratique, ne l'ont jamais observée.

Le célèbre Franck est de ce nombre[1]. Thilenius, dans l'espace de vingt ans, ne l'a vue que deux fois; le D.r Æpli une seule fois en vingt-sept ans. Sauvages ne paroît l'avoir rencontrée qu'une fois : *Atrocem illum morbum semel observavi ante decem annos*, dit-il, tom. I, page 534 de sa Nosologie méthodique, édition d'Amsterdam de 1768.

C'est une chose digne de remarque et vraiment extraordinaire, que l'Italie soit la seule contrée de l'Europe où cette maladie n'ait jamais été observée.

16. Il existe assez généralement, chez les personnes sujettes au tic douloureux, un fonds de mobilité qui les dispose aux maux de nerfs. C'est aussi à raison de leur sensibilité plus marquée, que les femmes y sont plus sujettes que les hommes, comme l'ont observé les D.rs Fothergill et Pujol,

1 *Journal der Erfindungen, Theorien und Widersprüche in der Arzneywissenschaft*, etc., *neunter Band*, *XXXIII und XXXVI Stück*; *Gotha*, *bey Justus Perthes*, 1802.

et ce qui se trouve parfaitement conforme à mes observations.

Je ne sais ce qui a pu faire dire au D.r Sachse, dans le journal allemand que j'ai cité plus haut, qu'il est singulier que chez les Anglois il y ait plus d'observations de femmes affectées du tic douloureux (1 : 14), et chez les François plus d'observations d'hommes attaqués que de femmes (21 : 13). Sur mes dix observations de tic, insérées dans cet ouvrage, sept se rapportent à des femmes, et trois seulement à des hommes. On a observé que les enfants, quoique d'une constitution beaucoup plus mobile que les adultes, ne sont jamais attaqués de cette maladie. Cette remarque singulière a été faite à Londres par Fothergill, et à Paris par MM. Andry et Thouret. Les D.rs Fothergill et Pujol prétendent que le tic douloureux n'attaque jamais les individus au-dessous de l'âge de quarante ans; ils donnent même cette particularité comme un des caractères essentiels de la maladie, caractère qui l'a fait distinguer de toute autre maladie nerveuse. Mes observations ne confirment point cette assertion : quelques-unes des personnes affectées du tic douloureux, à qui j'ai donné mes soins, étoient bien au-dessous de cet âge.

17. Je crois m'être étendu suffisamment sur la partie historique du tic douloureux de la face; je viens maintenant à son diagnostique, et aux différences qui existent entre cette maladie nerveuse

et quelques autres affections douloureuses de la tête. Je dirai, avec le docteur Pujol, que, lorsque le tic douloureux est adulte, et qu'il a eu le temps de recevoir sa forme caractéristique, il suffit du premier coup d'œil pour le reconnoître et pour le distinguer de toute autre maladie. Ce n'est donc que dans son origine, et lorsque le mal est encore, pour ainsi dire, à couver, que le médecin peut quelquefois hésiter à prononcer sur son vrai caractère; sa rareté même fait que le plus souvent on n'y pense pas dans les premiers moments. Les gens de l'art, maîtrisés involontairement par l'habitude, ne sont que trop disposés à tout rapporter aux objets familiers; et, par une méprise qui a les conséquences les plus fâcheuses, on confond le tic douloureux naissant avec d'autres maladies de la face que l'on voit tous les jours. Le traitement irrégulier qui est la suite naturelle d'une telle méprise, donne à la maladie déguisée le temps de croître et de prendre racine : peu d'efforts eussent suffi pour l'étouffer dans son berceau, au lieu qu'elle devient impérieuse et toujours réfractaire, lorsqu'on lui a donné le temps de se développer et de prendre toute sa consistance.

18. Pour éviter une erreur aussi pernicieuse, il est nécessaire de porter toute son attention à explorer les douleurs fixes et insolites qui viennent à se manifester sur la face ou sur tout autre point

des téguments de la tête. Les vibrations momentanées et douloureuses qui, comme des traits électriques, se font sentir de temps en temps dans certains lieux déterminés de ces téguments, qui de ces lieux rayonnent en différents sens, et donnent le sentiment qu'imprimeroit sur les parties sensibles un instrument tranchant, sont un signe non équivoque de la maladie même commençante. La certitude devient plus entière, lorsque, malgré ces élancements, on s'aperçoit que les parties qui les éprouvent, n'offrent aucun vice extérieur et sensible à la vue, et qu'après qu'ils sont dissipés, il ne subsiste, dans les lieux précédemment affectés, aucun reste de douleur ni de sensibilité maladive.

19. Lorsque la maladie débute par des douleurs fixes et permanentes, le diagnostique n'est pas aussi facile; mais il ne tarde point à se joindre à ces douleurs continues des sensations instantanées et déchirantes, qui leur ôtent leur précédente monotonie, et qui font d'abord soupçonner la nature du mal, ou qui même le manifestent entièrement.

20. Quant à ce qui regarde les tumeurs fluxionnaires, on doit les tenir pour suspectes, lorsqu'elles sont accompagnées d'une douleur qui surpasse de beaucoup celles que ces sortes de douleurs ont accoutumé de produire; lorsque ces douleurs deviennent lancinantes par période; surtout s'il n'existe aucune apparence d'inflammation ou de

suppuration, et, enfin, lorsque ces élancements s'étendent à des parties éloignées sur lesquelles la fluxion elle-même ne s'étend pas.

21. A ces considérations, qui dans quelques circonstances peuvent encore laisser de l'incertitude, on doit joindre celles que peut suggérer la constitution du sujet. On a remarqué que, jusqu'à présent, on n'a guère vu le tic survenir que chez des sujets irritables et disposés aux affections nerveuses. Donc, dans des tempéraments froids et peu sensibles, il convient de se tenir en garde contre les apparences les plus séduisantes. Le sexe peut aussi servir à établir ce diagnostique, puisqu'il est certain que les femmes sont beaucoup plus sujettes que les hommes à cette maladie, ainsi qu'on l'a déjà observé.

22. Au reste, pour peu que le praticien soit exercé et habitué à observer, il trouvera, sans beaucoup de peine, à établir le diagnostique du tic douloureux, en faisant attention, d'un côté, à l'instantanéité, à la promptitude semblable à celle de l'éclair, avec laquelle les paroxysmes attaquent et cessent, sans laisser la moindre trace maladive en disparoissant, et, de l'autre, à l'extrême acuité de la douleur. Il n'est pas facile d'imaginer jusqu'à quel point la vivacité des élancements est portée dans cette maladie : ils sont insupportables. Il semble souvent aux malheureux qui les endurent,

qu'on leur déchire les chairs, et que leurs os sont brisés. Le ptyalisme, que Sauvages donne pour un caractère distinctif de cette maladie et qu'il fait entrer dans la définition du tic douloureux, n'en est pas un. Le professeur de Montpellier ne parle pas d'après ses propres observations, puisqu'il n'a eu occasion de voir cette maladie qu'une fois dans sa vie, mais probablement d'après André, qui dit, pages 362 et 363 de ses observations pratiques : *A ces observations on en peut ajouter une, générale et commune à tous ceux qui ont été attaqués du tic douloureux, savoir que cette dame* (sujet de sa cinquième observation) *ne mouchoit ni ne crachoit; mais que, dans ses mouvements convulsifs, elle jetoit, comme par flots, une salive ou écume abondante, muqueuse et très-gluante.* Je n'ai pas plus observé ce symptôme, comme constant, que MM. Fothergill, Pujol et Thouret; cependant il en est fait mention dans quelques observations particulières, publiées dans ces derniers temps.

23. Pour jeter un plus grand jour sur le diagnostique, il ne sera pas inutile de comparer le tic douloureux avec les autres maladies de la tête qui peuvent avoir quelque ressemblance avec lui, et de faire sentir les différences qui le distinguent de ces maladies.

24. Les affections avec lesquelles le tic doulou-

reux naissant paroît avoir le plus de ressemblance et qui peuvent faire quelque illusion, lorsqu'il est question de former le diagnostique de cette maladie, sont, selon le docteur Pujol, au nombre de quatre; savoir : le *clavus hystericus,* la maladie que Fothergill appelle fièvre ou rhumatisme fixé au visage, l'engorgement muqueux du sinus maxillaire, et l'odontalgie. Examinons ce qui est propre à chacune de ces affections, et les caractères individuels par lesquels elles diffèrent du tic douloureux.

25. Le *clavus,* soit qu'il n'occupe qu'un espace étroitement circonscrit des téguments de la tête, soit que, par une plus grande extension, il mérite le nom d'*ovum hystericum,* que quelques auteurs lui ont alors donné, est, à la vérité, un mal extérieur de la tête, qui est très-fixe et en même temps très-douloureux; mais elle n'est pas, comme le tic douloureux, une affection propre et idiopathique de cette partie. Il ne peut être regardé que comme un simple symptôme de l'hystérie. D'ailleurs les retours éloignés du *clavus,* la longue durée et l'uniformité monotone de ses attaques, et, enfin, l'absence de ces élancements subits, instantanés, qui sillonnent au loin les parties charnues, suffisent pour empêcher que cet accident maladif ne soit confondu avec le genre d'affection dont il s'agit ici, sans compter que les mouvements convulsifs, ou au moins les trémoussements fibrillaires, qui

accompagnent ordinairement cette dernière, ne se manifestent jamais dans le simple *clavus*.

26. Le rhumatisme fixé au visage n'a aucun caractère convulsif; c'est une maladie tout humorale, qui a son siége sur les membranes. Cela est si vrai que, lorsqu'il vient à se jeter sur le globe de l'œil, on découvre visiblement que les tuniques de cet organe sont attaquées de rougeur et de phlogose. D'ailleurs, dans cette affection, quelquefois très-cruelle, le contact ne manque jamais de réveiller les douleurs dans le siége du mal. Les souffrances n'ont aucune intermittence, la fièvre se met souvent de la partie, et quelquefois on voit les téguments se tuméfier au-dessus du point douloureux, qui a toujours, dans ce cas, une étendue assez considérable. Nous avons dit que, durant la nuit, le tic douloureux laisse, en général, plus de calme que pendant le jour. Il en est tout autrement dans le rhumatisme fixé au visage; celui-ci tourmente plus que jamais les malades pendant les heures nocturnes. La cause de ce phénomène est sans doute la chaleur du lit, qui ne manque guère de donner de l'intensité à toutes sortes de douleurs rhumatismales.

27. Ce qui vient d'être dit du rhumatisme fixé au visage, peut s'appliquer en partie à l'engorgement muqueux des sinus maxillaires. Cette dernière affection est également humorale; les douleurs,

quelque fortes qu'elles soient, sont plus fixes, plus constantes; elles ne viennent point par des accès subits, semblables à ceux du tic douloureux; elles ne sont pas non plus accompagnées de ces irradiations comme électriques dans les parties voisines. Le docteur Pujol cite un exemple d'un engorgement muqueux du sinus maxillaire, qui semble très-propre à faire saisir les différences existant entre l'une et l'autre de ces maladies, quant aux phénomènes apparens, et à faire connoître également combien il est facile de les confondre. Je vais le rapporter : « Il y a environ trois ans qu'une « dame de quarante ans éprouvoit depuis deux « mois, à la joue droite et sous l'os de la pommette, « une douleur continue et très-inquiétante, qui « étoit le résidu d'un *corysa* négligé. Vers le milieu « de la nuit cette douleur ne manquoit jamais « de devenir fort violente, et tourmentoit excessi- « vement la malade pendant plusieurs heures. Ce- « pendant la compression, faite avec les doigts, « n'occasionoit, ni dans les chairs, ni dans le pé- « rioste de l'os maxillaire, aucune sensibilité qui « pût faire soupçonner que ces parties fussent le « siége du mal. Cette remarque, bien constatée, « sembloit éloigner toute idée de rhumatisme, « quoique la malade eût ressenti autrefois des at- « teintes de cette maladie en diverses parties. Je « mis alors en question si ce n'étoit pas plutôt un

« tic douloureux qui n'étoit pas tout-à-fait formé; « car il n'étoit pas possible de penser ici à l'odontalgie : outre que le siége du mal ne l'annonçoit « pas, il se trouvoit que les dents manquoient « toutes de ce côté de la mâchoire; des fluxions « antérieures, auxquelles la malade étoit sujette, « les avoient successivement emportées. Après bien « des hésitations et des recherches minutieuses, « je parvins enfin à découvrir que, depuis le dernier *corysa*, la narine du côté affecté restoit « sèche et à demi bouchée. Je conjecturai pour « lors que des mucosités accumulées dans le sinus « maxillaire pouvoient bien être la cause de cette « incommodité rebelle. La malade ne prenoit pas « de tabac; je lui en fis renifler une prise : elle « éternua de suite avec force et à coups redoublés. « Il coula par la narine de la malade une grande « quantité de sucs épais et muqueux, et en peu « de moments la malade se trouva complétement « guérie. »

28. André prétend que le *raptus caninus* de *Cœlius Aurelianus* (*contractio oris repentino motu veniens et recedens*) se rapproche plus, que tout ce qu'on trouve dans les écrits des anciens, du tic douloureux de la face. *Cette convulsion*, dit-il, *oblige quelquefois à retirer les lèvres en arrière, comme il arrive à ceux qui rient; quelquefois aussi elle entraîne les paupières, les*

narines, le cou et les épaules : ce qui fait mouvoir les malades comme s'ils avoient un fardeau sur les épaules, dont le poids les obligeût de se roidir pour en soutenir l'équilibre[1]. Il en est du *raptus caninus* de *Cœlius Aurelianus* comme des ris involontaires dont divers auteurs anciens ont parlé. Il diffère essentiellement du tic douloureux par un des symptômes les plus caractéristiques : c'est la douleur, qui est excessive dans le tic, et qui manque dans le *raptus caninus.*

29. On a lieu d'être surpris de voir combien de fois le tic douloureux, commençant et même tout formé, a été pris par les gens de l'art les plus habiles pour une odontalgie. L'extirpation fâcheuse et inutile d'un rang entier de dents a été presque toujours la suite de cette bévue. Elle n'aura plus lieu si facilement, si l'on veut faire attention que le mal de dents, quelque terrible et quelque lancinant qu'il soit dans certaines occasions, est une douleur qui se distingue de toutes les autres par le siége déterminé de son foyer, lequel n'est jamais placé ailleurs que sur un des bords alvéolaires. Quoique cette maladie ait des accès durant lesquels le malade éprouve de furieux élancements, elle est pourtant continue, et ne laisse entre les reprises aucune intermittence absolue. Si de pa-

---

1 Page 321 de ses *Observations pratiques*, etc.

reilles intermittences avoient lieu dans l'odontalgie, si cette maladie ne se montroit que par des lancinations violentes et fréquemment interrompues, ce qui n'a point été observé, elle ne seroit plus alors une odontalgie simple et ordinaire, elle feroit classe à part, et constitueroit bien précisément une espèce particulière de tic douloureux. Une chose qui, comme le dit très-bien Fothergill, doit encore aider à faire distinguer le tic douloureux du mal de dents, c'est qu'il attaque également des personnes qui, dans le plus grand âge, les ont perdues toutes. D'ailleurs, le mal de dents causé par la carie a rarement des intermittences, tant que l'inflammation dure, ou que le nerf n'est pas détruit ou rendu insensible.

3o. On ajoutera à ces caractères distinctifs l'absence des contractions grimacières et involontaires, qui n'ont pas plus lieu dans l'odontalgie que dans le *clavus*. Ces mouvements convulsifs n'accompagnent non plus jamais le rhumatisme fixé au visage, ni les douleurs qui caractérisent l'engorgement muqueux du sinus maxillaire. Quoique l'agitation spontanée des muscles ne soit pas, ainsi que nous l'avons dit plus haut, un signe essentiel et immanquable du tic douloureux, il suffit que ce signe se joigne, le plus souvent, à cette maladie, pour que, dans les circonstances problématiques, la présence ou l'absence d'un pareil signe puisse être d'un grand poids, lorsqu'il s'agit d'établir le diagnostique des maladies douloureuses de la tête.

31. Il existe un assez grand nombre d'observations qui constatent que le tic douloureux a été confondu avec l'odontalgie très-aiguë ; elles démontrent, ces observations, combien la méprise est dangereuse, lorsque, accusant la carie des dents pour être la cause des douleurs que les malades éprouvent, on se détermine à les faire arracher. J'en citerai quelques-unes, pour faire sentir de quelle importance il est d'éviter de tomber dans cette erreur. On doit, au reste, concevoir aisément, combien une maladie qui consiste dans un éréthisme, un agacement très-grand, dans une irritation excessive des nerfs de la face, doit être aggravée par l'extraction des dents, laquelle produit elle-même un ébranlement très-douloureux.

32. L'observation de Wepfer, dont il est fait mention plus bas dans une des miennes d'une manière assez circonstanciée, me fournit le premier exemple. De l'avis de plusieurs médecins, la malade pour laquelle Wepfer fut consulté, et qui, d'après les symptômes décrits, étoit affectée d'un vrai tic douloureux méconnu, avoit employé sans succès divers remèdes tant internes qu'externes ; les dents du côté affecté avoient été extraites l'une après l'autre ; dernièrement même on avoit enlevé, avec le bistouri, une portion de la gencive à l'en-

droit où étoient la dent canine de ce côté et les petites molaires : il se fit une petite exfoliation de l'os par la plaie. Le succès des remèdes prescrits par Wepfer ne fut pas plus heureux que celui des moyens employés antérieurement : la malade, toujours en proie à ses cruelles souffrances, finit par tomber dans un état de phthisie avec une grande suffocation, et mourut dans une maigreur extrême deux ans après la consultation.

33. J'en trouve un second exemple dans l'ouvrage d'André[1]. Une dame, dit cet auteur, à la suite d'un coup occasioné par le rebord d'un guéridon, qui heurta assez rudement la partie inférieure de l'orbite du côté du nez et précisément à la fosse extérieure de l'os maxillaire, eut une douleur fixe, lancinante ; cette contusion se termina par un abcès, que l'on traita assez superficiellement. La matière se fit bientôt jour entre deux dents incisives, et il s'établit ainsi une fistule. La malade soutint, pendant une année entière, l'incommodité de cette fistule ; heureuse si elle eût poussé plus loin sa constance : mais, croyant trouver des adoucissements à cette incommodité, elle se livra, sans ménagement, à tous les remèdes qu'on lui indiqua. Leur inutilité lui fit accepter le parti que d'habiles gens lui

---

1 Observations pratiques sur les maladies de l'urètre, etc., pages 325 et 326.

proposèrent : conséquemment elle se fit tirer une dent, quelques mois après une seconde, enfin une troisième; ces trois dents étoient la dernière molaire, ou, pour mieux dire, la première, la canine et une incisive. On crut être parvenu à une parfaite guérison; mais, par une fatale méprise, ce que l'on regarda comme la fin d'un mal léger et supportable, devint l'origine des douleurs les plus aiguës et les plus incommodes, je veux dire le principe du tic douloureux, qui, l'assaillant nuit et jour, la privoit du sommeil, et lui interdisoit une partie des fonctions animales utiles et nécessaires à la vie. En effet, ces agitations, toutes périodiques qu'elles étoient, devinrent si fréquentes que, rarement, elles laissoient cinq ou six minutes de tranquillité dans une heure entière; la malade ne pouvoit boire, manger, tousser, cracher, se moucher, sans voir se renouveler toutes ses douleurs. André guérit cette malade, au bout de quinze mois, par l'application réitérée des caustiques sur l'endroit douloureux.

34. On trouve dans la seconde partie d'un mémoire très-intéressant de M. Duval, inséré dans la Bibliothèque médicale, cahier de Février 1812, tome XXXV, sous le titre d'*Observations sur quelques affections douloureuses de la face, considérées dans leur rapport avec l'organe dentaire*, deux cas qui prouvent combien il est nuisible de faire arracher des dents dans le tic

douloureux de la face; ils méritent d'être rapportés ici. L'épouse de M. Duchemin, médecin de Paris, âgée d'environ soixante ans, vint prier M. Duval de lui arracher une des petites molaires de la mâchoire supérieure du côté droit. Comme elles étoient toutes les deux cariées et douloureuses, M. Duval vouloit différer l'opération; mais il fallut céder aux douleurs, et peut-être encore à l'impatience de cette dame : il fit l'extraction de la seconde petite molaire. A l'instant la malade se sentit soulagée, et se retira chez elle avec satisfaction. Son calme cependant ne fut pas de longue durée ; dans le jour même les douleurs reparurent : on les attribua d'abord à l'irritation que produit parfois l'arrachement, ensuite au mauvais état de l'autre petite molaire. Dès le surlendemain M. Duval auroit été forcé d'extraire cette dernière, si, présumant que les douleurs qui s'y faisoient sentir appartenoient à une diathèse rhumatismale dont cette dame souffroit de temps en temps, il n'eût engagé son mari à employer tout ce que l'art indique en pareil cas. Les remèdes, tant internes qu'externes, furent administrés sans aucune apparence de succès; les douleurs étoient toujours les mêmes : elles paroissoient venir de la fosse sous-orbitaire, et de là se porter sur la pommette, l'aîle droite du nez et la première petite molaire. La canine et les incisives de ce côté étoient bonnes; elles n'étoient nullement sensibles, et les grosses molaires avoient été extraites long-temps auparavant. Il n'y avoit pas encore à cette époque de contraction de la lèvre. Après avoir vu plusieurs fois la malade, qui sollicitoit l'extraction de sa dent, M. Duval ne laissa point ignorer à M. Duchemin qu'elle n'en seroit point soulagée; cependant il céda aux instances réitérées que les vives douleurs sembloient commander à la malade, et l'extraction fut pratiquée. Un léger calme ne pouvoit en imposer; aussi la malade et son mari ne tardèrent pas à reconnoître la justesse du pronostic de M. Duval. Les douleurs revinrent comme auparavant, et dans le même endroit; on ne pouvoit les attribuer à d'autres dents: elles devinrent même plus aiguës, plus longues et plus fréquentes; elles acquirent aussi avec le temps un tel degré d'intensité qu'aucun secours de l'art ne put les diminuer. Les plus célèbres praticiens de Paris furent consultés, et, parmi ceux-ci, M. Andry fut celui qui vit le plus souvent la malade. Enfin, l'affection fit de tels progrès que les tiraillements convulsifs de la lèvre supérieure survinrent du côté droit, et que le visage se couvrit de légères meurtrissures. L'affection mélancolique et une extrême difficulté d'avaler s'y étant jointes, la malade finit ses jours dans les douleurs les plus cruelles, deux ans après l'extraction de ses dents.

35. En 1793 (observation 12.° de M. Duval),

Tellier, employé aux fermes, se plaignit de douleurs de dents du côté droit : la face étoit légèrement enflée et les dents saines ; mais l'intérieur de la bouche, du côté affecté, bien plus rouge que l'autre. Cet état fluxionnaire dura plusieurs jours. Les gargarismes adoucissants, les boissons calmantes, et la chaleur de la partie, entretenue par des compresses chaudes, semblèrent arrêter les progrès du mal ; mais, les douleurs devenant plus vives au bout de douze jours, le malade se persuada que son état dépendoit d'une molaire de la mâchoire supérieure, parce qu'il y éprouvoit une douleur plus sensible que sur les autres. Dans cette idée il vit feu M. Beaupréau, dentiste, qui, après un mûr examen, ne reconnut aucune dent cariée ; l'avant-dernière molaire lui paroissant seulement plus sensible au toucher, il conclut que la racine de cette dent étoit altérée : il en proposa l'extraction, à laquelle le malade consentit d'autant plus volontiers, que ses souffrances étoient extrêmes et accompagnées d'un ptyalisme fatigant. La dent extraite se trouva saine ; alors Beaupréau, estimant que c'étoit le fond de l'alvéole qui étoit altéré, en proposa la cautérisation. Comme le malade se crut soulagé, il s'y refusa. La journée et la nuit suivante furent beaucoup plus calmes ; mais le lendemain matin, environ dix-huit heures après l'opération, les premières douleurs se firent encore sentir. Le dentiste, de nouveau consulté, insista pour cautériser l'alvéole, dans la vue, disoit-il, de détruire la sensibilité du nerf. L'espoir d'être soulagé y fit consentir le malade : il en arriva bien autrement; dès cet instant les douleurs allèrent en augmentant..... Pendant la première année les accès parurent périodiques; la seconde, les accès furent plus fréquents et plus longs, et le ptyalisme plus abondant. Tantôt le malade ne supportoit que les boissons chaudes, tantôt les froides lui étoient plus agréables. Pendant les accès de douleur la face entroit en convulsion, la joue droite étant alternativement plus plate ou plus ridée que la gauche; après l'accès il y restoit de légers mouvements de rétraction. Ayant passé deux ans dans cet état, sans éprouver aucun soulagement, malgré tous les remèdes employés, les paroxysmes devinrent si fréquents et ils offroient un aspect si horrible, que la tristesse et le désespoir s'emparèrent de Tellier et le portèrent à mettre fin à sa déplorable existence.

J'apprends d'un chirurgien assez instruit de la campagne, qu'il existe dans ce moment une femme affectée du tic douloureux de la face dans une des vallées voisines de Colmar (celle d'Orbé), qui, dans l'excès de ses souffrances, manda le curé du lieu et le pria instamment, dans sa bonne foi religieuse, d'écrire au saint-père, pour lui obtenir la permission de mettre fin à ses jours, ses douleurs lui étant devenues insupportables ; le chirurgien, homme digne de foi, m'a assuré tenir ce fait du curé lui-même.

36. Tout ce que je viens de rapporter prouve la vérité de ce que dit M. Duval, dans son mémoire, d'une manière très-énergique. « On attribue « aux dents, dit-il, cette affection douloureuse « (le tic), et on cherche à la combattre, en diri- « geant vers ces organes les moyens curatifs : bien « plus, que les dents soient attaquées de carie ou « non, pourvu qu'elles soient douloureuses, on « ne voit plus dans leur extraction qu'un moyen « salutaire ; on a recours au dentiste, et bientôt « une ou plusieurs dents sont hors de l'alvéole. « A l'instant on se croit soulagé, on est content ; « mais le calme n'est que momentané : il fait place « à de nouvelles douleurs, qui, tantôt aussi vio- « lentes qu'auparavant, et tantôt plus aiguës, don- « nent presque toujours moins de relâche. Celui « qui les endure croit alors s'être trompé : une « autre dent est soupçonnée ; douloureuse ou non, « sa perte est aussitôt décidée, et l'art y prête en- « core les mains. Déjà l'illusion n'offre plus le « même attrait ; l'inquiétude vient se mêler au « calme : on se félicite et on craint ; ce n'est pas « sans raison. Bientôt, à un repos qui est à peine « éphémère, succèdent de nouveaux tourments, et « la science est consultée de toute part ; mais,

« comme le dentiste renvoie le malade au médecin, « et que celui-ci le renvoie de nouveau à celui- « là, il s'établit entre le mal et celui qui souffre « une lutte, où ce dernier perd la plupart de ses « dents, et finit ses jours dans une situation dé- « plorable. On éleveroit peut-être des doutes sur « l'exactitude d'un pareil tableau, s'il n'étoit des- « siné, pour ainsi dire, d'après nature par des « observateurs dignes de foi. »

37. De Haen parle d'une affection convulsive de la face, qui paroît se rapprocher du tic. Il dit qu'il se forma, dans le cas qu'il rapporte, une tumeur cistique molle dans la partie intérieure de la lèvre inférieure, qui prit continuellement de l'accroissement; elle étoit molle et indolente. De crainte que cet accroissement ne devînt incommode, Abraham Westerhoff, praticien éclairé et instruit (qui communiqua ce cas à De Haen), en fit l'excision; il en résulta la guérison parfaite de l'affection douloureuse.

En y réfléchissant bien, on voit que cette affection spasmodique n'étoit pas assez douloureuse pour être prise pour un vrai tic, dont les accès sont toujours accompagnés d'une douleur extrêmement vive et insupportable : d'ailleurs, dans la relation de De Haen, il nest pas question de paroxysmes qui attaquent subitement, comme un coup électrique, ce qui forme un des caractères essentiels du tic douloureux. Cependant les partisans des causes humorales du tic citent ce fait en faveur de leur opinion.[1]

38. Tulpius décrit une affection douloureuse de la tête sous le nom de *reciprocus capitis dolor. Isacium Halmalum*, dit-il, *infestabat sub æstatis initium acerbissimus capitis dolor; invadens, discedens quotidie statis horis, revolutione tam molestâ, ut multoties mihi asseveraverit se vix fore ferendo cruciatum, nisi brevì deficeret. Rarò enim excurrebat ultrà horam secundam. At reliquum diei erat sine febre, sine lotii intemperie, ulloque pulsantis arteriæ vitio*[2]. La vivacité excessive de la douleur et l'invasion subite des accès paroissent donner à ce cas quelque ressemblance avec le tic douloureux. Mais la douleur n'occupoit pas la face; d'un autre côté, cette maladie n'a duré que pendant quinze jours, et a cédé principalement à l'usage des ventouses scarifiées et à l'application d'un vésicatoire à l'occiput, comme une simple fluxion, moyens qui n'enlèvent pas si facilement cette maladie chronique connue sous le nom de tic douloureux de la face, qui quelquefois même l'aggravent. Je crois avoir signalé suffisamment les différences qui existent entre cette dernière maladie et toutes les autres affections dou-

---

1 *Ratio medendi*, *pars IV*, *cap. VIII*, *pag.* 253.

2 *Observat. med. lib.* 1, *cap. XIII*, *pag.* 30.

loureuses de la tête avec lesquelles elle a quelque rapport remarquable, pour éviter, autant que possible, toute méprise.

39. Il est incontestable que le tic douloureux de la face est de nature spasmodique. Aussi on doit, ce me semble, être dispensé d'entrer dans de grands détails pour le prouver. Il est à remarquer que, parmi les différentes espèces de spasme ou convulsions reconnues par les anciens, il en est une dont le tic offre tous les caractères; c'est celle que les Grecs appellent *σπασμον Φυσωδην*, et les Latins *spasmum flatulentum*. En effet, cette espèce de spasme est caractérisée par des douleurs toujours vives, qui saisissent ordinairement tout-à-coup et pour peu de temps certaines portions musculeuses. Ces douleurs et ces spasmes se dissipent bientôt, et ne laissent dans les parties où elles ont régné aucune marque de leur existence antérieure.

40. Les anciens donnoient à cette affection l'épithète de *flatulente*, parce qu'ils supposoient qu'elle étoit produite par une vapeur aérienne très-âcre et très-volatile, au moyen de laquelle ils croyoient pouvoir expliquer les retours et la cessation subite des accès, aussi bien que la violence excessive des douleurs.

41. Au rapport de Duncan Liddelius[1], on don-

---

1 *Patholog. lib. 2, cap. VIII.*

noit autrefois, en France, à ces sortes de spasmes le nom de *goutte-crampe*. Tout le monde les connoît aujourd'hui sous celui de crampe, nom qui semble leur convenir d'autant mieux que les parties qui en sont attaquées, demeurent immobiles, et paroissent être retenues et déchirées par des *crampons*, selon l'expression du docteur Pujol.

42. La crampe la plus commune est celle qui se fait sentir si souvent et si désagréablement aux extrémités inférieures : elle attaque quelquefois les personnes les plus saines d'ailleurs ; mais elle choisit de préférence les sujets irritables ou déjà travaillés de maladies nerveuses.

43. Baillou et Bianchi[1] ont vu la crampe se fixer sur les muscles intercostaux, et y exciter par moments des sensations de déchirement si pénibles, qu'elles faisoient craindre la suffocation. Sauvages parle d'une de ces maladies qu'il dit se placer sur les muscles de la gorge, et y produire une espèce singulière d'angine, qu'il a nommée spasmodique. Enfin, les parties internes ne paroissent pas plus que les externes être à l'abri de la crampe. Elle attaque souvent, entre autres, les viscères creux, et les médecins instruits trouvent tous les jours à traiter de vraies crampes stomachales, intestinales, rénales, utérines, etc.

---

1 Baillou, *Epidem. et ephemerid.*, *lib.* 1. Bianchi, *Histor. hepat. t. I*, *pag.* 235.

44. De toutes ces remarques il est aisé de conclure que toutes les parties musculeuses du corps sont susceptibles de ce spasme douloureux qui constitue la crampe. On n'a qu'à réfléchir mûrement sur les phénomènes qui accompagnent le tic douloureux, et l'on verra qu'il n'est en effet autre chose qu'une véritable crampe. Dans le tic douloureux, comme dans la crampe ordinaire, les douleurs sont vives et lancinantes; dans les deux affections le foyer douloureux n'occupe communément qu'un espace peu étendu; dans l'une et l'autre les attaques prennent subitement et le plus souvent à l'improviste, elles durent peu de temps, elles se terminent à peu près de la même manière, et, enfin, elles ont cela de commun, qu'après qu'elles sont dissipées, il ne reste aucune impression maladive sur les parties qu'elles viennent de vexer d'une façon si étrange. Voilà tout ce qu'il importe de connoître sur la nature de cette maladie. Cependant on pourroit objecter que, dans les parties charnues autres que celles de la tête et surtout de la face, les crampes ne paroissent pas avoir un siége si fixe, si invariable, un génie si constant, si réfractaire, une marche si uniforme, des mouvements convulsifs aussi fréquents et aussi multipliés, ni, enfin, des élancements si variés et si bizarres. Mais on trouvera la raison de ces légères différences, dit le docteur Pujol, dans les influences marquées que

le cerveau doit répandre sur des parties que la nature a placées si près de cet organe important, dans le grand nombre des nerfs des différentes paires qui vont se distribuer et s'entre-croiser sur la face, dans la multiplicité étonnante des cordons musculeux destinés à mouvoir les téguments de cette partie.

45. La cause prédisposante ou proégumène, selon le langage des écoles, du tic douloureux, consiste dans un grand érétisme, dans une irritabilité excessive des nerfs des parties où il a fixé son siége. Le docteur Pujol a consacré une bonne partie de son ouvrage sur cette maladie à établir, que les esprits animaux ne sont autre chose que le fluide électrique modifié par l'économie animale. Sauvages, dans sa Nosologie, et quelques autres auteurs ont émis la même opinion. Pujol attribue toutes les maladies spasmodiques, convulsives et douloureuses, à l'afflux excessif du fluide nerveux dans les nerfs des parties occupées par le spasme et la douleur, et fait dépendre, au contraire, le relâchement, l'insensibilité, la paralysie, de l'absence de la quantité suffisante de ce fluide. En conséquence de cette hypothèse, il croit pouvoir expliquer très-facilement tous les accidents du tic douloureux de la face, et surtout l'invasion subite des accès, qui a lieu comme un coup électrique. Les anciens attribuoient leur spasme flatulent à l'influence d'une

matière âcre très-volatile de nature aérienne. Pujol veut expliquer le tic douloureux par un fluide de nature électrique qu'il fait circuler dans les nerfs : je ne crois pas que ce soit avec plus de fondement.

46. Tissot, dans son Traité des maladies des nerfs, qui a paru en 1778[1], c'est-à-dire, neuf ans avant l'Essai sur le tic douloureux du docteur Pujol, a tout-à-fait battu en ruine ce dernier système, aujourd'hui à peu près oublié. Il a démontré, d'une manière péremptoire et sans réplique, que le fluide électrique a des qualités tout opposées à celles que doivent avoir les esprits animaux, et qui ne peuvent convenir en aucune manière à ces derniers. Il réfute dans le même endroit victorieusement, à ce qu'il me semble, le système des nerfs solides, et finit par ajouter : « Il ne faut regarder « les esprits animaux que comme un fluide com« posé des mêmes principes que la masse des « humeurs de laquelle ils sortent, mais atténués « au plus grand degré possible ; c'est l'idée qu'a le « premier proposée Eglinger, *Dissertatio de spi« ritibus animalibus*, *Bâle*, 1707, que Haller « a développée, que M. Flemming a adoptée, et « qui est la seule admissible..... Enfin, c'est un « fluide de son espèce, qui ne ressemble à aucun « autre, et qu'il ne faut comparer à aucun. » Je

1 Traité des maladies des nerfs, t. I.er, part. 1.re, pages 329 et suivantes.

pense avec Tissot que c'est là tout ce qu'il est possible de connoître sur cette matière; nous n'en saurons probablement jamais davantage. Ce seroit donc perdre son temps et abuser de celui des autres, que de s'arrêter plus long-temps à des discussions aussi oiseuses, et qui ne peuvent être d'aucune utilité au médecin praticien.

47. Les auteurs attribuent assez unanimement, dit M. Thouret dans son Mémoire sur le tic douloureux [1], la cause occasionelle ou procatarctique de cette maladie nerveuse, à la présence de toute espèce d'humeur âcre, qui, profondément logée dans les replis du tissu cellulaire, irrite les nerfs qui en sont le siége, les entretient dans un état de spasme ou d'érétisme habituel et constant, et, de plus, sert d'excitateur dans la production des accès. Le docteur Fothergill surtout a donné beaucoup de crédit à cette opinion. Déjà André, Sauvages et quelques autres auteurs, avant lui, avoient attribué différents tics douloureux qu'ils avoient eu occasion d'observer, à différentes espèces d'humeurs de cette nature; telle que l'humeur *catarrhale*, l'humeur *goutteuse*, le vice *scorbutique*. Fothergill, au contraire, et Vogel pensent que ce principe ne peut être que le virus *cancereux*. Ce que dit le

---

1 Histoire de la Société royale de médecine pour l'année 1782 et 1783.

docteur Pujol contre ce dernier virus, comme cause du tic, d'après l'opinion de Fothergill, peut s'adapter à toute autre humeur. En effet, si cette affection dépendoit d'un pareil principe, ne ressembleroit-elle pas aux différentes maladies qui lui doivent aussi leur origine? Cependant elle n'offre rien de semblable. Les douleurs de cette nature ont un caractère très-distinct et très-particulier; et, pour en donner ici la preuve, relativement à l'humeur rhumatismale, ne diffèrent-elles pas, comme Fothergill et plusieurs auteurs l'ont bien remarqué, de la fièvre rhumatique, ou du rhumatisme fixé au visage? Pourquoi donc ces auteurs semblent-ils revenir de leur opinion, en annonçant ensuite qu'il ne seroit pas étonnant de voir des tics douloureux produits par une humeur rhumatismale? Cette maladie diffère de même des douleurs qui dépendent d'une cause vénérienne. Fothergill a bien marqué cette distinction. Les accès de goutte ne peuvent également lui être comparés ou assimilés. Enfin, parmi les autres humeurs citées comme pouvant être des causes probables du tic douloureux, en est-il une qui donne lieu à des douleurs analogues et du même genre? Ajoutons d'ailleurs qu'il seroit peu naturel d'admettre qu'une maladie qui pourroit avoir des causes si multipliées, présentât cependant aussi invariablement une forme régulière et constante, telle que celle qui semble lui être propre; tandis que les différentes espèces d'affections qui dépendent de chacune en particulier, sont si distinctes et si différentes entre elles. Il faudroit donc admettre, ajoute M. Thouret, que, dans les nerfs de la face qui sont sujets à être affectés du tic douloureux, il y auroit une structure, une disposition particulière, qui rameneroit à un même type les effets de causes aussi variées. Sans prétendre nier l'influence des causes humorales ordinaires, il semble seulement que, dans la production du tic douloureux, l'action d'un âcre quelconque n'est pas suffisamment prouvée.

48. A ce sujet le docteur Pujol observe, avec grande raison, que la maladie peut avoir lieu sans leur présence. On ne doit pas, dit ce médecin, regarder comme une chose impossible que la maladie, une fois formée, ne subsiste pas quelquefois par elle-même, et qu'elle ne perde quelquefois rien de sa force, quoique la cause matérielle soit détruite et n'agisse plus par conséquent sur les nerfs. Il est assuré que nous voyons tous les jours des maladies spasmodiques, telles que l'hystérie, l'épilepsie, etc., qui dans l'origine ont été seulement sympathiques, devenir, par le laps du temps et par la simple répétition des accès, des maladies propres et idiopathiques. Alors elles existent *per se,* lors même que a maladie primitive a disparu.

49. Les médecins instruits n'ignorent pas qu'on ne sauroit trop s'empresser de corriger les affections maladives des nerfs. Si on les néglige, la nature se familiarise peu à peu avec ces altérations, l'habitude se forme insensiblement, et le mode vicieux, une fois devenu habituel, subsiste ensuite, malgré tous les efforts, lors même qu'on est parvenu à détruire la cause première de cette modification nerveuse. De là vient cette opiniâtreté rebutante avec laquelle les maladies des nerfs résistent tous les jours aux traitements les plus sages et les mieux combinés, quand par leur ancienneté elles ont pris, dans l'individu qu'elles affligent, des racines profondes, et qu'elles y ont acquis une espèce d'indigénat.

50. Il s'agit donc dans le tic douloureux, comme dans beaucoup d'autres maux de nerfs, et pardessus tout, de changer le mode des nerfs, mode tourné en habitude vicieuse et devenu par là une seconde nature. C'est conformément à ces principes, et dans la persuasion où je suis qu'un tic douloureux qui a duré pendant quelque temps, peut continuer à subsister dans toute sa véhémence et même dans une force croissante, sans la cause matérielle qui a pu lui donner naissance, que dans les divers cas de tic douloureux que j'ai eu l'occasion de traiter, et où je ne trouvai pas de virus particulier bien prononcé à combattre, je me suis

attaché spécialement à détruire l'habitude vicieuse des nerfs, qui seule pouvoit suffire pour entretenir le mal; et j'ai obtenu un succès bien satisfaisant, lequel prouve que mon jugement n'a point porté à faux, puisque, de dix sujets affectés du tic que j'ai soignés, huit ont été parfaitement guéris, même en assez peu de temps, sans avoir éprouvé depuis la moindre récidive, et deux autres, dont la maladie datoit chez chacun de vingt et quelques années, ont été soulagés extraordinairement et mieux que par aucun des moyens employés antérieurement.

51. Quant au traitement du tic douloureux, le sentiment le plus général étant celui qui considère cette maladie comme une affection de nature douloureuse et de caractère humoral, c'est la méthode qui convient aux maladies de ce double genre qu'on a plus particulièrement adoptée. En conséquence, chaque médecin praticien a varié sa méthode curative suivant l'humeur âcre à laquelle il croyoit avoir affaire. Pujol réduit les *humeurs virulentes acrimonieuses*, propres à produire le tic douloureux, à trois espèces, savoir, la *goutteuse*, la *scorbutique* et la *catarrheuse*. Il lui semble même naturel de croire que toute humeur âcre quelconque est également capable de l'engendrer : il ne seroit nullement surpris qu'on observât dans la suite des tics douloureux par cause rhumatismale, miliaire, dartreuse, syphi-

litique, etc. Il finit ainsi par en faire une affection symptomatique, après avoir établi d'une manière positive que le tic est une maladie idiopathique, comme il l'est en effet. Fothergill et Vogel pensent, comme je l'ai dit plus haut, que le virus cancéreux, exclusivement à tout autre, est la cause matérielle du tic. En conséquence de toutes ces hypothèses, tous les remèdes propres à détruire l'acrimonie qu'on croyoit avoir à combattre, ont été mis en usage; mais toutes ces différentes méthodes curatives ont été, comme le dit très-bien M. Thouret dans son mémoire, à peu près de nulle efficacité jusqu'à ce jour. Fothergill assure avoir employé dans cette maladie la ciguë avec fruit. Ce médecin anglois devoit être naturellement porté à employer cette plante, puisqu'il faisoit dépendre le tic douloureux uniquement du virus cancéreux. Mais il est bien à craindre qu'il n'en soit de ses prétendus bons effets contre le tic, comme de ses vertus, si vantées et si négligées aujourd'hui, dans le traitement du cancer. Au reste, si elle a fait quelque bien dans cette maladie, ce peut avoir été comme remède calmant, stupéfiant.

52. On a proposé, pour *délayer et adoucir l'humeur irritante, et même la masse générale des humeurs, que dans le tic douloureux on suppose être toujours suspecte d'acrimonie,* le petit lait, les laits d'ânesse, de jument, de chèvre

ou de vache; les bouillons de poulets, de veau ou de poumon de veau, de grenouilles, d'écrevisses de rivière, d'escargots, de tortue; les farineux et et les mucilagineux de toutes les espèces, c'est-à-dire, tout ce que l'ancienne matière médicale indique de remèdes qualifiés du nom de délayants, d'adoucissants, aussi bien que de purifiants, tels que le suc dépuré des plantes, la fumeterre, la douce-amère, la racine d'esquine, l'aquila alba, les savons acides ou alkalins, etc. Les bains tièdes n'ont point été oubliés, et ne devoient pas l'être. On a eu recours à des topiques de différentes espèces, le plus souvent calmants, sur la partie souffrante. Pujol en prescrit d'irritants, tels que l'esprit de sel ammoniac et le vésicatoire. On a fait pratiquer des exutoires, des cautères à la nuque, derrière l'oreille, sur le bras du côté malade et sur d'autres parties; on a fait usage du *moxa*. On a employé l'électricité en bain, et M. Thouret a cherché à démontrer, dans un de ses mémoires, les bons effets de l'aimant dans cette maladie. Les partisans du magnétisme animal, surtout en Allemagne, où dans ce moment il prend une nouvelle faveur, ne manqueront sûrement pas, lorsque l'occasion s'en présentera, d'employer leur procédé contre cette affection spasmodique.

On a mis en usage, pour calmer l'irritation des nerfs, pour modérer la fréquence, la vivacité des attaques, des calmants plus ou moins énergiques: les sirops de nymphæa, de diacode, de karabé, et toutes les préparations d'opium, soit liquides, soit solides, sont les remèdes de ce genre auxquels on a eu le plus communément recours.

53. Mais, le tic ayant presque toujours résisté à tous les remèdes que nous venons d'énumérer et à d'autres encore, d'habiles chirurgiens ont conçu l'idée de guérir ce mal atroce en détruisant, dans la partie souffrante elle-même, le nerf qu'on accusoit être la cause des douleurs. Deux moyens ont été mis en usage pour obtenir cet effet; c'est le caustique et l'incision. Cette dernière a été pratiquée, au rapport d'André, pour la première fois, par Maréchal, premier chirurgien de Louis XIV (lequel Maréchal est l'inventeur de cette méthode curative): il fit la section du nerf sous-orbitaire à sa sortie du trou du même nom, dans le dessein de paralyser les muscles qui sont si cruellement vexés dans le tic douloureux de la joue. Cet artiste, malgré toutes ses précautions et toute son habileté, ne put réussir à comprendre le nerf dans la section qu'il fit sous la joue. D'autres chirurgiens, parmi lesquels on doit compter le célèbre Louis, tentèrent la même opération; et il résulte de la plupart des observations recueillies sur cet objet, que cette manœuvre chirurgicale a été presque toujours nuisible, ou pour le moins inutile; qu'en

conséquence ce mode de guérison du tic doit être abandonné. Pujol décrit d'une manière très-étendue tous les inconvénients et les mauvaises suites de l'incision dans le tic douloureux de la face.

Cette opération eut cependant un grand succès entre les mains de M. le docteur Leydig[1], à Mayence. Il la pratiqua sur un musicien attaché à la cour de l'Électeur de Mayence, nommé Jean Kreuser, âgé de quarante-six ans, homme fort et robuste, d'une stature élevée, ayant toujours joui d'une excellente santé jusqu'au moment où il fut attaqué du tic douloureux (en l'année 1793). Tous les moyens tentés, pendant nombre d'années, pour guérir ce malheureux, furent infructueux; il fut réduit, par la violence de son mal, à l'état le plus déplorable : depuis cinq mois entiers il ne dormoit plus, quoiqu'il prît des doses renforcées d'opium et d'autres narcotiques; il s'abstenoit presque de toute nourriture, pour éviter les douleurs excessives qu'il éprouvoit par la mastication et même par les seuls mouvements de la déglutition. Pour arracher ce malade à une mort certaine, qui, d'après sa position telle qu'elle est décrite dans l'observation, ne pouvoit plus guère être éloignée, M. le docteur Leydig proposa et pratiqua, comme

---

1 *Doloris faciei, dissecto infra-orbitali nervo profligati, historia. Heidelbergæ*, in-4.°

unique ressource, la section du nerf sous-orbitaire. Jean Kreuser, par cette opération exécutée avec habileté, fut rendu à la vie ; sa santé se rétablit : seulement il éprouvoit encore parfois, vers la région occipitale, des douleurs, mais qui n'étoient en rien comparables à ses anciennes douleurs de tic, et il lui resta une agitation convulsive, exempte de toute douleur, des muscles du côté droit de la face et de la lèvre supérieure, de l'aile du nez, etc. ; c'est-à-dire que le tic, de douloureux qu'il étoit, fut converti, par l'opération, en non douloureux.

54. Quant au caustique, les observations d'André prouvent qu'il a été employé dans cette maladie avec un succès varié et qui n'est pas toujours constant. D'ailleurs, dans les cas où le tic occupe la face, les malades redoutent naturellement les désagréments d'une longue plaie sur cette partie, et de la cicatrice plus ou moins difforme qui en résulte. Lorsque le mal est situé sur une portion du cuir chevelu, la même répugnance ne doit pas avoir lieu. Au reste, le désagrément d'une cicatrice indolente, fût-elle même un peu difforme, ne devroit pas entrer en ligne de compte avec les souffrances, excessives et persévérantes, que fait éprouver un mal qui rend la vie insupportable et qui peut même en abréger le cours, s'il étoit démontré qu'il n'y eût point d'autre moyen d'y remédier.

55. Depuis quelques années il a paru plusieurs

observations sur le tic douloureux de la face dans différents journaux de médecine françois et étrangers. Le Journal de médecine et de chirurgie pratique du docteur Hufeland contient entre autres une observation d'un tic douloureux de la face guéri, au moyen de la combinaison de l'extrait de jusquiame et de calomelas, par J. G. Breiting d'Augsbourg. Cette observation est insérée, d'une manière sommaire, dans le Journal de médecine de MM. Corvisart, Roux et Boyer, cahier du mois d'Août 1808, page 129. Dans la Bibliothèque médicale, cahier de Décembre pour l'année 1806, page 403, on lit une observation sur le tic douloureux de la face et sur sa guérison par l'incision des nerfs, par le docteur Haigton, professeur de physiologie et d'accouchements à l'hôpital de Guy à Londres. Le cahier de Janvier 1808 du même recueil périodique contient des *observations et remarques* très-intéressantes sur la même maladie, par le professeur Masius de Rostock. Ces observations sont extraites du Journal de médecine et de chirurgie pratique du docteur Hufeland. Il y est question de quelques cas de tic douloureux produits, selon l'auteur, l'un par le vice dartreux, d'autres par le virus syphilitique. Chez le premier sujet on supposoit un vice herpétique, qu'on regardoit comme la cause du tic, parce qu'il étoit survenu trois ans après la disparition d'une dartre placée sur la joue gauche près de l'oreille.

Après avoir employé pendant près de huit années tous les moyens imaginables, sans aucun succès, contre ce mal, dont les accès étoient cruels et ne se dissipoient quelquefois qu'au bout de cinq à sept heures de violence extrême, il survint, à l'endroit où il avoit pris naissance, un porreau, dont les contours étoient durs. Dès son origine, ce porreau fut douloureux au toucher; mais il le devint davantage en grossissant, et bientôt le plus léger attouchement suffit pour porter le tic jusqu'au plus violent degré de la douleur. C'est ce qui détermina le malade, qui étoit chirurgien, un jour qu'il venoit d'éprouver un de ces accès furieux, à couper imprudemment ce porreau avec un rasoir; cela lui occasiona aussitôt un accès de douleur tel qu'il ne se souvenoit pas d'en avoir éprouvé de pareil. Ce ne fut pas la seule punition de sa précipitation; car, outre les retours plus fréquents des douleurs, il se manifesta, peu de semaines après, un petit ulcère cancéreux qui, malgré l'usage de toute espèce de médicaments, avoit déjà acquis, au bout de quelques mois, la circonférence d'un louis-d'or, sans cependant avoir absolument gagné en profondeur. Malgré les remèdes employés, l'extrait de ciguë, entre autres, dont il fit usage pendant six mois, le cancer fit des progrès rapides en surface et en profondeur, et en moins de neuf mois les douleurs, qui diminuoient en raison directe de son accroissement, se perdirent entièrement; mais alors l'ulcère avoit déjà rongé presque entièrement l'aile gauche du nez, et gagné plus de la moitié de la joue. Le remède de Frère Cosme, employé à cette époque, parut réussir à merveille; mais bientôt le cancer se rouvrit, et fit des progrès si rapides, que le malade y succomba en peu de temps, au milieu des souffrances les plus cruelles.

M. Masius ne partage point pour cela l'opinion de Fothergill, de Selle et de Vogel, qui admettent, comme cause du tic douloureux, une acrimonie cancéreuse latente, sans en donner d'autres preuves que l'existence subséquente du cancer dans certains cas. Le tic de cette observation, dit M. Masius, avoit évidemment eu le vice dartreux pour cause, et sans l'imprudence du malade le cancer n'eût probablement jamais eu lieu.

56. Dans la Bibliothèque médicale, cahier de Septembre 1808, page 361, on lit l'extrait de deux observations sur le tic douloureux, par le docteur Pearson. Cet extrait est tiré de l'*Edinburgh medical and surgical journal.* L'auteur prétend avoir guéri deux malades affectés du tic par le calomel donné à l'intérieur, et les frictions d'onguent mercuriel portées jusqu'au point de produire une salivation abondante. Le cahier de Décembre de l'année 1813 du même recueil périodique de médecine rapporte une observation sur un tic

douloureux, guéri par M. Bonnet, D. M., par l'usage du gaz oxi-muriatique dirigé au moyen d'un entonnoir sur la partie souffrante.

57. On trouve dans le Journal de médecine pratique de Hufeland, cahier de Juin 1813, page 82 et suivantes, une observation sur le tic douloureux du docteur Herber, lequel tic doit avoir été guéri par la racine de belladona et le muriate oxigéné de potasse. L'auteur attribue en grande partie la guérison de sa malade (une demoiselle de 36 à 38 ans) à ce dernier remède, dont il donnoit six grains en poudre deux ou trois fois par jour.

58. Le remède calmant dont je me suis servi pour guérir le tic douloureux de la face, est composé d'extrait de jusquiame noire et d'oxide de zinc sublimé. Ces deux substances, mêlées ensemble à parties égales et réduites en pilules, m'ont suffi pour guérir des tics; cependant j'y ai ajouté l'extrait de valériane sauvage, pour donner à ce médicament une vertu tonique sans diminuer sa propriété calmante, surtout dans les cas où, à raison de l'ancienneté de la maladie, de la fréquence et de la violence des accès, les sujets étoient accablés, plus ou moins affoiblis et avoient besoin d'être fortifiés; c'est dans le même cas que j'ai eu également recours au quinquina, alternativement avec les pilules.

59. J'emploie depuis longues années, avec beaucoup de succès, ces pilules calmantes dans d'autres

affections de nerfs, telles que la chorée, et même dans certains cas d'épilepsie. Je dois recommander à ceux qui veulent faire usage de ce médicament de faire préparer l'extrait de jusquiame au bain-marie, et de l'employer le plus fraîchement fait que possible.

60. Après avoir rapporté tout ce qu'il m'a paru essentiel de connoître sur le tic douloureux de la face, je vais passer à la description de mes observations.

PREMIÈRE OBSERVATION.

Une domestique, âgée de vingt-deux ans, d'un tempérament sanguin, d'une constitution forte et robuste, d'un caractère vif, et d'ailleurs bien portante, vint me consulter, dans le courant du mois de Janvier dernier (1811), pour une douleur extrêmement vive et aiguë qu'elle disoit ressentir depuis quelques semaines à la partie droite de la face. Cette douleur n'étoit point constante, mais revenoit par intervalles; les accès en étoient subits, ne duroient au plus que deux minutes, et quelquefois seulement quelques secondes. Plus éloignés d'abord, et laissant un relâche de quelques heures, ils devinrent de plus en plus fréquents; à la fin il y en eut jusqu'à dix dans une heure. Voici ce que cette fille éprouvoit, et ce dont j'ai été témoin plusieurs fois. La douleur survenoit tout-à-coup, comme je l'ai dit; elle étoit tantôt brûlante, tantôt déchirante, tantôt lancinante, et toujours insupportable, à en juger d'après les plaintes de cette malheureuse. Elle commençoit par affecter toute l'aile droite du nez, et particulièrement sa partie inférieure; se portoit, avec la vîtesse d'un éclair, sur les deux paupières et sur le globe de l'œil droit, qui se resserroit et se retiroit en quelque sorte dans le fond de l'orbite. A l'instant l'œil devenoit rouge, et les larmes couloient abondamment sur la joue. La douleur s'étendoit environ à deux doigts au-dessous de l'arcade sourcilière, sur la tempe, l'os de la pommette et toute la lèvre supérieure du côté droit. Toutes ces parties étoient si sensibles durant les paroxysmes, que le moindre attouchement étoit insoutenable et faisoit jeter les hauts cris à la malade : on y apercevoit un trémoussement convulsif. Le pouls n'éprouvoit aucune altération.

L'accès se terminant, la douleur cessoit aussi promptement que l'invasion avoit été subite. Alors on pouvoit toucher les parties où ces douleurs atroces avoient eu leur siége, sans exciter d'autre sensation que celle que l'application des doigts produit sur toute partie saine. Les accès avoient également lieu la nuit, mais moins fréquemment.

Je n'ai rien pu découvrir de positif sur la vraie cause de cette affection douloureuse. De fréquentes irrégularités dans la transpiration, provenant de l'alternative subite du froid et du chaud, auxquelles cette fille étoit exposée, y ont probablement contribué pour beaucoup.

Pour combattre cette affection, j'employai les moyens suivants. La malade étant sanguine, très-haute en couleur, ayant le pouls assez plein, je fis d'abord pratiquer une forte saignée au bras, puis une au pied le surlendemain, et quelques jours après je fis mettre six à huit sangsues sur la tempe droite, dans le voisinage de la douleur. Divers antispasmodiques et calmants ont ensuite été mis en usage; j'ai fait diriger fréquemment sur les parties souffrantes la vapeur de la décoction des herbes de jusquiame et de belladone, et appliquer dans l'intervalle des cataplasmes préparés avec les mêmes plantes. J'ai fait aussi poser, derrière l'oreille droite, un vésicatoire dont la suppuration a été entretenue pendant plusieurs jours. Enfin, j'ai fait prendre à la malade la décoction de quinquina royal pendant huit à dix jours, à assez forte dose : tout cela sans aucun succès. L'extrait aqueux d'opium, auquel j'eus recours alors, à la dose d'un grain, de six en six heures, et ensuite de quatre en quatre heures, procura quelque soulagement et de la diminution dans la violence des douleurs; mais en cessant le remède, qui fut continué plusieurs jours, elles revinrent avec la même véhémence.

Après tant d'essais infructueux, je me décidai à administrer des pilules faites avec l'extrait de jusquiame noire et l'oxide de zinc sublimé, à parties égales : chaque pilule étoit d'un grain. J'en fis prendre une le matin à jeun et une le soir à cinq ou six heures. Je fis augmenter d'une pilule tous les jours matin et soir, jusqu'à ce que la malade fût parvenue à en prendre vingt pour chaque dose, c'est-à-dire, dix grains d'extrait de jusquiame et autant de fleurs de zinc. Je fis boire par-dessus chaque dose de pilules une tasse d'une infusion de fleurs de tilleul et de feuilles d'oranger. Les accès ne tardèrent pas à diminuer d'intensité et de fréquence. Au bout de quinze jours, ils avoient entièrement disparu. Après la disparition totale des accès, je fis continuer le même remède pendant quinze autres jours, en en diminuant cependant graduellement la dose de la même manière qu'on l'avoit augmentée. J'ai fini par redonner à la malade, pendant une dixaine de jours, comme remède fortifiant et propre à confirmer la cure, la décoction de quinquina, qui, employée dans les premiers temps comme moyen curatif, n'avoit produit aucun effet.

Je suis fondé à croire que cette cure est bien consolidée et qu'elle sera durable, cette fille n'ayant plus eu, jusqu'à ce moment, le moindre ressentiment de son mal, depuis plus de cinq mois [1],

[1] Cette observation a été rédigée et publiée en 1811.

et jouissant d'ailleurs d'une excellente santé. Le traitement a duré environ deux mois.

Réflexions. Le cas dont Wepfer fait mention sous le nom de *hemicrania sæva*[1], se rapporte parfaitement à celui qui fait le sujet de mon observation. Cette conformité est vraiment frappante, et je ne crois pas qu'il puisse y avoir deux affections en tous points plus ressemblantes l'une à l'autre.

Les douleurs, dans l'un et l'autre cas, occupoient précisément les mêmes parties; les paroxysmes étoient à peu près les mêmes pour la fréquence et l'intensité. *Dolor*, dit Wepfer, *subitò illam invadit : occupat partem genæ sub palpebrâ inferiori, ubi os maximum maxillæ superioris situm est dextro latere; indè vergit versùs tempus, simulque affligit frontem suprà oculum et nasi partem dextram, et portionem labii dextri infrà pinnam narium, ut attactum planè non ferat, graviter quoque circà radicem oculi dextri exerceat, ac oculum quasi retrahit, lachrymasque profusè exprimit.... Dolor est lancinans, urens, pungens, tendens, propè intolerabilis, sed brevis et momentaneus : sæpè per duas aut tres septimanas afflixit, aliquandò in unâ die, in unâ horâ sæpiùs illam adoritur. Dum me hodie convenit, intrà horam plus quàm*

1 *Observ. med. pract. de affect. cap.* Obs. 50, p. 134, Schaffhouse, 1727.

sexies eam invasit, quâlibet vice lachrymas ex solo dextro oculo expressit; oculus rubuit; inde labium tremebat in dextro latere, etc.

Mais la méthode de traitement et le résultat furent bien différents. Marie Furrerin, pour laquelle Wepfer fut consulté, étoit femme d'un chirurgien habile, d'après le témoignage de Wepfer lui-même. Ce chirurgien, confondant le mal dont sa femme étoit affectée avec une odontalgie violente, lui arracha toutes les dents du côté droit de la mâchoire supérieure; il enleva même avec le bistouri une portion de la gencive à l'endroit où étoient la dent canine de ce côté et les petites molaires, et l'enleva si bien, qu'il se fit une petite exfoliation de l'os par la plaie : mais le tout sans succès. Wepfer, ayant été consulté, ordonna d'employer successivement un vésicatoire sur tout le cuir chevelu, un cautère, un séton, l'artériotomie, des fomentations, des bains de jambe, etc. L'emploi de tous ces moyens ne fut pas plus heureux : en effet, la malade tomba dans un état de phthisie pulmonaire avec une grande suffocation, et mourut deux ans après la consultation, n'ayant plus que la peau collée sur les os. *Circà autumnum*, 1693, *phthisica facta est, et orthopnoica aliquot noctibus in lecto permanere nequit; tota tabida, cute solâ ossibus adhærente, mortua est circà principium Martii* 1694.

Sauvages[1] convient de n'avoir observé cette maladie qu'une seule fois; il l'appelle *maladie atroce*. Il supposa, comme le chirurgien dont Wepfer fait mention, que l'affection pour laquelle il fut consulté, étoit une odontalgie provenant de quelques dents cariées, et pour cette raison il les fit arracher, mais sans en obtenir un résultat avantageux. Alors il soupçonna l'existence d'un virus arthritique, qui fut combattu par divers moyens. Les douches d'eau de Balaruc procurèrent peu de soulagement; le mal reprit de nouvelles forces : il fut calmé par le seul usage du laudanum. Cette maladie disparut enfin, après avoir duré environ un an. Sauvages ne dit point si c'est spontanément, ou par l'effet des remèdes employés.

On pourroit citer beaucoup de cas semblables, où cette maladie a été confondue avec une odontalgie très-aiguë, ce que M. Duval a fort bien remarqué dans un mémoire publié sur ce sujet et dont j'ai donné un extrait plus haut.[2]

DEUXIÈME OBSERVATION.

Madame veuve J...., âgée de quarante-neuf ans, d'une constitution forte et robuste, d'une stature

---

1 *Nosologia methodica; trismus dolorificus, t. I, p.* 533.

2 *Observations sur quelques affections douloureuses de la face, etc.* Bibliothèque médicale, t. XXXIII, n.° 98, p. 159.

de corps élevée, d'un tempérament sanguin, d'un caractère vif, enjoué, avoit cessé d'être réglée à l'âge de quarante-un ans, à la suite d'un chagrin occasioné par la mort d'un de ses enfants. La disparition prématurée de cet écoulement périodique ne l'incommoda presque point; seulement elle éprouva parfois des chaleurs fugaces, passagères, qui se portoient principalement vers la tête, symptôme qui affecte la plupart des femmes dans leurs années critiques, surtout dans les premiers temps de la cessation de leurs règles : sous tous les autres rapports, Madame J..... se porta bien depuis cette époque.

Il y a environ dix-huit mois qu'elle ressentit les premières atteintes d'un très-violent mal de tête, qui revint par intervalles. Voici ce qu'elle éprouvoit à chaque paroxysme : la douleur attaquoit subitement, comme un coup de foudre, à des heures variées; elle affectoit d'abord l'os maxillaire et celui de la pommette, s'étendoit sur les deux arcades dentaires, sur toutes les dents supérieures et inférieures du côté droit, sur toute la mâchoire du même côté, depuis la symphyse du menton jusqu'à l'angle de cette mâchoire, et à son articulation; sur l'oreille externe et interne, sur la tempe, sur l'œil, qui se retiroit, devenoit rouge et larmoyant, l'aile et toute la partie droite du nez, sur la partie correspondante du front; enfin, sur tout le côté droit de la tête, depuis la racine du nez en montant sur le vertex et descendant jusqu'au bas de l'occiput, de manière que cette affection partageoit précisément toute la tête en deux segments égaux, dont l'un étoit douloureux et l'autre indolent. Les douleurs, d'après la relation de la malade, étoient extrêmement aiguës et presque intolérables; elles étoient tantôt brûlantes, tantôt déchirantes, tantôt lancinantes. Les accès, pendant les premiers mois, duroient quarante-huit heures consécutives, et, ce qu'il y a de singulier, ils cessoient précisément à la même heure où ils avoient commencé deux jours avant. Pendant ces accès Madame J.... ne pouvoit se tenir au lit; elle passoit les nuits dans un fauteuil, parce que son mal ne lui permettoit point d'appuyer sa tête, et que, d'ailleurs, en essayant de se coucher, elle éprouvoit un resserrement violent à la gorge. Toutes les parties occupées par la douleur étoient d'une sensibilité excessive et ne permettoient pas le moindre attouchement; il y existoit un trémoussement convulsif; toute la face du côté malade devenoit rouge; la rougeur se répandoit même jusque sur le côté sain. Lorsque les accès se terminoient, la disparition de la douleur étoit aussi prompte qu'en avoit été l'invasion. Alors Madame J...., pour me servir de ses propres expressions, *n'étoit plus la même personne;* il y avoit, entre sa situation et celle où elle avoit été un instant auparavant, la même différence que celle qui existe entre l'état d'une personne bien portante et celui d'une autre qui est très-malade. Dans les premiers temps, ces accès ne revenoient que tous les mois, et duroient alors, comme je l'ai dit, pendant quarante-huit heures ; ils revinrent ensuite tous les quinze jours, mais ils étoient aussi de la moitié moins longs. Quelques mois après, Madame J.... éprouva des accès tous les huit jours, puis tous les deux jours, enfin presque tous les jours. A mesure qu'ils se rapprochoient, ils diminuoient proportionnellement en longueur; mais l'intensité, la violence de la douleur étoient toujours les mêmes.

Je fus appelé pour donner des soins à Madame J.... après huit mois de ses souffrances ; elle eut la patience incroyable de les supporter, pendant un temps aussi long, sans faire aucun remède : elle croyoit d'abord que son mal n'étoit qu'une fluxion qu'elle pensoit devoir se passer d'elle-même; elle m'assura que, si elle avoit eu quelques dents gâtées du côté malade, elle les auroit certainement fait arracher, parce qu'elle auroit naturellement attribué ses douleurs aux dents cariées. Elle m'avoua, de plus, qu'un médecin avoit été consulté sur sa situation par une personne tierce ; que l'avis de ce médecin fut que sa maladie consistoit dans une crampe qui se passeroit; qu'aucun médicament ne lui avoit été conseillé.

Je ne pus rien découvrir, malgré toutes mes recherches, sur la vraie cause de cette affection douloureuse.

Voici le traitement que j'employai. Madame J.... fut purgée une fois : j'avois conseillé qu'elle se fît appliquer les sangsues à l'anus ; cette application n'eut pas lieu, parce que la malade en avoit une extrême répugnance. J'ordonnai des bains de jambes, et tous les soirs un calmant préparé avec un grain d'extrait aqueux d'opium : l'usage, quelque temps suivi, de ce calmant, ne procura aucune diminution notable dans les douleurs. Je fis appliquer un vésicatoire sur le bras gauche, dont la suppuration fut entretenue pendant six semaines. Enfin, je fis prendre à Madame J.... des pilules composées d'extrait de jusquiame noire et d'oxide de zinc sublimé, qui m'avoient réussi dans une autre affection douloureuse, dont j'ai donné l'observation dans le Journal de médecine, cahier de Novembre 1811. Il est aisé de voir, en relisant cette observation, qu'il existe une bien grande conformité entre la maladie de la fille qui en est le sujet, et celle de Madame J.... dont je donne ici l'histoire. Il n'y a de différence entre les deux cas, qu'en ce que les douleurs, dans l'un, occupoient tout le côté droit de la tête, tandis que, dans l'autre, elles n'affectoient qu'une partie circonscrite de la face; que, dans l'un, les accès étoient beaucoup plus longs, et avoient des intervalles beaucoup plus grands, ce qui n'en change pas l'essence : mais, dans les deux cas, la nature, la force, la violence des douleurs, la manière dont les accès attaquoient et disparoissoient, étoient absolument les mêmes. Cette ressemblance étoit plus que suffisante pour m'engager à prescrire à Madame J.... les pilules auxquelles j'avois lieu d'attribuer la guérison de ma première malade.

Les pilules ordonnées à Madame J.... furent chacune d'un grain d'extrait de jusquiame et d'autant d'oxide de zinc sublimé. Cette dame en prit une le matin à jeun, et une autre le soir vers cinq ou six heures. Elles furent progressivement portées jusqu'au nombre de dix pour chaque dose, en augmentant tous les jours d'une le matin et le soir. Pendant les premières semaines, ces pilules ne produisirent pas un changement bien marqué dans la situation de Madame J....; mais ensuite les douleurs diminuèrent notablement, les accès devinrent moins fréquents (car, dans les derniers temps, ils furent presque journaliers), et disparurent, enfin, au bout de cinq à six semaines. Quelque temps après cette disparition, les douleurs menacèrent de se réveiller et de se porter sur le côté opposé de la face; mais ce fut une vaine alarme : le tout se borna à de foibles ressentiments qui n'eurent aucune suite. Enfin, Madame J...., entièrement quitte de ses douleurs à la tête, n'éprouva plus que par intervalles quelques picotements, quelques élancements sous l'aisselle droite et jusqu'à l'extrémité des doigts. Cette dame continua ses pilules pendant plus de deux mois; on en diminua la dose graduellement, ainsi qu'on l'avoit augmentée. Depuis cette époque elle n'a plus eu le moindre ressentiment de son mal, qui avoit duré pendant plus d'un an; et elle jouit jusqu'aujourd'hui d'une excellente santé, que tout présage devoir être constante.

TROISIÈME OBSERVATION.

Élisabeth Weiss, âgée de trente-quatre ans, d'un tempérament sanguin-bilieux, d'une complexion assez robuste, d'un embonpoint médiocre, fut prise, à la fin de Novembre 1812, d'une douleur vive à l'angle droit de la mâchoire inférieure, qui s'étendoit sur toute la mâchoire de ce côté, se portoit sur une partie de la face jusque sur l'aile du nez, avec trémoussement des parties musculaires : cette douleur revenoit par accès longs et violents, après quelques heures d'un repos incomplet, pendant lequel il existoit toujours une douleur sourde. Dans le fort de l'accès la douleur se portoit sur l'occiput, et se répandoit sur toute la moitié postérieure de la tête jusqu'à son sommet; il y avoit des élancements douloureux, instantanée comme des coups électriques. Cette fille, cuisinière chez une dame que je traitois dans ce moment, étoit en proie, depuis quelques semaines, à cette affection douloureuse et parfois insoutenable, lorsqu'elle me consulta par hasard, au moment où je sortois de chez sa maîtresse. Elle croyoit n'avoir qu'une forte fluxion, pour laquelle elle avoit fait en vain quelques remèdes de bonnes femmes; elle espéroit trouver plus de soulagement en se décidant à se faire arracher une ou deux dents: elle me demanda mon avis à ce sujet. Il me fut aisé de reconnoître, par le récit que cette fille me fit de sa situation, l'existence d'un vrai tic douloureux, sur la cause duquel je ne pus rien apprendre de positif.

Mon premier soin fut de la dissuader de se faire arracher des dents, en l'assurant, d'après une expérience certaine, que cette opération seroit infructueuse; que, loin de se procurer du soulagement par ce moyen, elle aggraveroit infailliblement ses maux. Je lui ordonnai sur-le-champ des pilules composées d'extraits de jusquiame noire, de racine de valériane sauvage, et d'oxide de zinc sublimé, à parties égales; je lui fis prendre une pilule de trois grains matin et soir, et lui ordonnai d'augmenter d'une, matin et soir, jusqu'à ce qu'elle fût parvenue à en prendre dix à la fois, en lui recommandant cependant de rétrograder et d'en diminuer le nombre, si ces pilules lui occasionoient quelque mal-aise. Il lui fut impossible d'aller au-delà de trois pilules pour chaque dose : dès qu'elle essayoit d'en prendre quatre, elle éprouvoit des nausées, des maux de cœur, des défaillances, des vertiges, etc. Elle s'en tint, en conséquence, à ses trois pilules matin et soir; elle en continua l'usage pendant trois à quatre semaines. Dès les premières prises elle éprouva un soulagement sensible; en moins de huit jours les douleurs avoient entièrement diparu : elles ne sont pas revenues depuis passé cinq mois (1813). Cette cure, que je crois assurée, a cela de particulier, que le remède, quoique donné à petite dose, a été assez efficace pour l'opérer.

QUATRIÈME OBSERVATION.

Madame Marie-Magdeleine Hamberger, épouse du Sieur Noll, officier de santé à Ammerschwyr, à deux lieues de Colmar, âgée de trente-huit ans, d'un tempérament mélancolique, d'une constitution sèche, ayant le genre nerveux très-sensible, fut affectée d'un tic douloureux sous l'apparence d'un mal de dents, vers le 15 Novembre 1812. La douleur venoit par accès plus ou moins violents et plus ou moins fréquents; elle s'étoit principalement fixée sur la dernière dent molaire de la mâchoire supérieure du côté gauche. La malade ayant eu beaucoup à souffrir dans sa jeunesse de plusieurs dents attaquées de carie, elle crut que, pour cette fois, elle avoit affaire au même mal, et qu'elle obtiendroit un soulagement prompt du remède qu'elle étoit habituée à employer, savoir, de se faire enlever la dent cariée : elle avoit, de cette manière, fait arracher huit de ses dents, à des époques différentes et plus ou moins éloignées, et toujours avec un égal succès, la douleur ayant disparu à chaque fois presque aussitôt. En conséquence, elle se décida sans peine à se faire extraire la dent soupçonnée (la dernière molaire); elle fut enlevée avec adresse, mais elle ne parut nullement endommagée. Cette bonne dame fut, pour cette fois, trompée dans son attente; les douleurs continuèrent et devinrent insupportables. Il se manifestoit quelquefois dans la journée, par accès plus ou moins longs, des spasmes si violents dans l'alvéole de la dent enlevée, ainsi que dans les muscles buccinateur et masseter, qu'il sembloit à la malade qu'on lui arrachoit ces parties avec des tenailles ; à cet état se joignit un resserrement douloureux, et comme tétanique, de la mâchoire inférieure, au point que la malade ne pouvoit introduire qu'avec peine une nourriture fluide dans sa bouche. Les douleurs de la dame Noll étoient comparables, pour la violence, à celles qu'éprouvoit la veuve J...., qui fait le sujet de mon observation insérée au Journal de médecine, cahier de Janvier 1812. Cette dernière m'a avoué, depuis sa guérison, que dans l'excès de ses souffrances elle avoit pensé plus d'une fois à se donner la mort, pour mettre un terme à sa misérable existence.

Le Sieur Noll, officier de santé intelligent, employa tous les remèdes calmants que ses lumières purent lui suggérer et qu'il crut les plus propres à procurer du soulagement à son épouse, mais sans aucun succès. Cet état affreux duroit depuis trois semaines, lorsqu'il vint me consulter. Je lui conseillai de faire prendre à son épouse les pilules d'extrait de jusquiame noire, de celui de racine de valériane sauvage, et d'oxide de zinc sublimé. Elles furent portées successivement à six le matin et à six le soir, de trois grains chacune. Dans l'espace de trois semaines la guérison fut complète : depuis ce temps il n'y a pas eu la moindre récidive.

CINQUIÈME OBSERVATION.

M. l'abbé du C...., de Castres, département du Tarn, a éprouvé du même remède des effets bien marqués, quoique moins complets, dans un tic douloureux de la face, dont il est affecté depuis grand nombre d'années.

J'ai reçu deux lettres au sujet de ce vieillard respectable, de la part de M. Batigne, docteur en médecine à Castres, qui dirige sa santé. J'en donnerai ici l'extrait, qui ne peut manquer d'intéresser nos lecteurs. La première lettre que m'écrivit M. Batigne, est datée du 20 Mai 1812. Elle porte que M. du C...., prêtre septuagénaire, d'un tempérament phlegmatique, avoit joui d'une assez bonne santé jusqu'à l'âge de quarante ans, à quelques douleurs rhumatismales près, fixées au genou gauche. A cet âge, les douleurs rhumatismales cessèrent, et il survint une douleur très-vive à la face du côté droit, qui le prenoit par intervalles avec grande violence. Elle affectoit toute l'aile droite du nez, la pommette, l'œil et toute la partie supérieure de la tête. Cette douleur étoit extrêmement vive et très-fréquente. Son invasion étoit subite; c'étoit comme un coup électrique qui frappoit tout ce côté. M. du C.... consulta nombre de médecins, qui lui firent subir plusieurs traitements sans succès. Il eut des intervalles de quelques mois; mais, principalement aux changements de saison, les douleurs revenoient avec la même force. Au commencement de la révolution, M. l'abbé du C.... émigra, comme d'autres prêtres, et passa en Espagne. Il y eut un intervalle de dix-huit mois dans ses souffrances, mais en revanche le retour en fut terrible et extrêmement violent. Plus M. du C.... avançoit en âge, plus les récidives de sa maladie se rapprochoient, et plus les accès en étoient longs. En dernier lieu, M. du C.... employa beaucoup de remèdes; il prit toutes sortes de calmants, appliqua un cautère à la jambe, qu'il conserve encore; on lui pratiqua un séton à la nuque; il se fit arracher quelques dents : le tout sans succès. Ces remèdes semblèrent, au contraire, irriter son mal. Ses douleurs devinrent extrêmement vives et très-fréquentes. Il s'établit une espèce de salivation très-abondante, principalement le matin. Tel étoit l'état de M. l'abbé du C..., lorsque M. le docteur Batigne eut connoissance de mon observation du mois de Novembre 1811 ; il vit une si grande analogie entre ces deux maladies, qu'il conseilla mon remède à M. du C.... Celui-ci le prit en pilules de deux grains, un grain d'extrait de jusquiame noire, et un grain d'oxide de zinc sublimé, buvant par-dessus une tasse d'infusion de tilleul et de feuilles d'oranger. Il est parvenu à en prendre par gradation dix-huit grains le matin et autant le soir. Après quelques jours il éprouva un mieux sensible. Les douleurs diminuèrent d'intensité et de fréquence : la salivation cessa entièrement : sa tête et tout le côté droit, qui étoient extrêmement sensibles, le devinrent infiniment moins; ils supportèrent le toucher sans douleur. Un effet que M. Batigne aperçut de l'usage de ce remède porté à cette dose, fut une plus grande abondance d'urines très-écumeuses, et une sécheresse de bouche et de gosier, qui n'étoit ni pénible ni incommode, et survenoit une demi-heure après avoir pris les pilules. M. du C... est sorti déjà plusieurs fois après *dix-huit mois de réclusion;* il a rempli les devoirs de son état, sans en éprouver aucun inconvénient. Le dérangement du temps, et ses variations, très-fréquentes dans ce pays (Castres, département du Tarn), ont déterminé quelques récidives, mais très-légères. Son estomac ne se ressent pas du remède; l'appétit va bien. M. du C... éprouvoit, après l'usage des pilules, des crispations aux jambes, la nuit principalement, et certains coups, comme électriques, dans tout le corps : ces symptômes ont cessé. M. Batigne pense, avec raison, qu'une *maladie de trente ans* est très-difficile à détruire, quand bien même on parviendroit à la guérir; que la foiblesse des parties qui en ont été le siége, doit naturellement disposer à des retours faciles.

Je répondis à M. Batigne que mon avis étoit, en tout point, conforme au sien : que j'estimois qu'il seroit convenable de continuer encore les pilules pendant quelque temps : qu'on devoit alors les interrompre pour mettre le malade à l'usage de quelque remède fortifiant, tel que le quinquina; revenir ensuite à l'usage des pilules à différentes reprises et à des époques plus ou moins éloignées, pour chercher à extirper entièrement le mal, et à prévenir par là, autant que possible, toute récidive.

Je reçus de M. Batigne une seconde lettre de Castres, en date du 3 Février 1813, dans laquelle il me manda que les pilules d'extrait de jusquiame et d'oxide de zinc sublimé paroissoient d'abord avoir opéré la guérison de M. l'abbé du C...; que sa santé s'étoit bien rétablie; qu'il sortoit, alloit parfois à la campagne, et vaquoit à toutes ses affaires; qu'il passa ainsi tout l'été et une grande partie de l'automne; que, durant cet intervalle, M. du C... prit deux fois, au changement de saison et à l'équinoxe, les fleurs de zinc incorporées avec l'extrait de jusquiame noire et dans celui de racine de valériane, à la dose de dix-huit grains, deux fois par jour, toutefois en montant par gradation; qu'au moindre changement de temps il éprouvoit quelques petits retours, mais qu'ils n'étoient jamais longs ni forts; que malheureusement les grandes pluies de la fin de l'automne et le froid excessif de l'hiver avoient rappelé les souffrances du malade; que le tic douloureux s'étoit fait ressentir du côté opposé avec la même intensité; que M. du C... s'étoit mis de suite à l'usage de ses pilules, qu'il avoit portées à la dose de dix-huit grains, mais que, pour cette fois, elles avoient demeuré sans effet; que, nonobstant cela, M. du C... avoit tant de confiance en ces pilules, qu'il ne vouloit point employer d'autre remède, puisque précédemment il en avoit tant pris infructueusement; qu'il me faisoit cependant prier, au cas que mon expérience m'eût fait connoître quelque nouveau moyen d'attaquer sa cruelle maladie, de le lui indiquer. Ma réponse fut qu'il me sembloit inutile d'insister davantage, pour le moment, sur l'usage des pilules de fleurs de zinc et d'extrait de jusquiame, puisqu'elles ne produisoient point d'effet; que je pensois que l'inefficacité actuelle du remède pouvoit provenir, en partie, de ce que la nature y étoit trop habituée. Je proposai de remplacer ces pilules par d'autres composées de camphre, d'extrait aqueux d'opium et de calomelas : je conseillai de n'avoir de nouveau recours aux premières qu'après une interruption suffisante, et seulement au retour de la belle saison, qui contribueroit sans doute à en rendre l'action aussi heureuse qu'elle l'avoit été la première fois qu'on en fit usage, et en rendroit probablement l'effet plus durable. Je pense que j'aurai des nouvelles ultérieures de la santé de M. l'abbé du C...; j'aurai occasion de publier la fin de cette intéressante observation, avec d'autres faits sur la même maladie que je pourrai être à même de recueillir par la suite.[1]

---

1 Depuis cette époque je n'ai plus entendu parler de M. l'abbé du C...

SIXIÈME OBSERVATION.

M. Bouillod, père, négociant à Châlons-sur-Saône, âgé de soixante-trois ans, d'une constitution forte et robuste, d'un tempérament sanguin, étant très-actif et ayant le genre nerveux extrêmement sensible, fut affecté, il y a grand nombre d'années, d'une névralgie faciale.

Je vais donner l'histoire de sa maladie, telle qu'elle m'a été transmise, le premier Août 1813, dans un mémoire à consulter, daté du 25 Octobre 1810, auquel en étoit joint un second, qui décrit l'état du malade pendant l'année 1813 jusqu'à la fin de Juin; ainsi qu'un extrait de diverses consultations d'un assez grand nombre de médecins distingués et du premier ordre, auxquels le premier mémoire avoit été antérieurement envoyé : j'en donnerai communication; je finirai par rendre compte du traitement que j'ai proposé, et de son résultat.

Voici comment s'explique le premier mémoire à consulter; je ne changerai rien au texte :

« L'hiver de 1788 à 1789, se trouvant en voyage
« dans le Hainaut françois (département des Ar-
« dennes), et faisant une course à pied, le con-
« sultant fut saisi par le froid et eut la cuisse droite
« gelée. Depuis ce moment il éprouva des dou-
« leurs très-aiguës dans cette partie. On lui fit
« des frictions et autres remèdes, qui tous furent

« infructueux. On lui ordonna les bains domes-« tiques : il en prit près de cent. L'avant-dernier « bain lui causa une légère douleur à la face « droite (de là l'origine de la névralgie faciale, « qui, conséquemment, date d'environ vingt-cinq « ans). Au dernier bain, la douleur fut plus forte; « il sembloit au malade sentir le mal se déplacer, « puis monter graduellement et rouler dans la tête, « de manière à lui faire croire que, s'il eût pu alors « insensiblement l'enfoncer dans l'eau, la douleur, « continuant à se porter vers cette extrémité, eût « disparu tout-à-fait.

« Il ne put rester dans le dernier bain aussi « long-temps qu'à l'ordinaire. La douleur à la face « ayant beaucoup augmenté dans un court inter-« valle, et ne pouvant plus en supporter la violence, « il sortit du bain précipitamment, avec la ferme « résolution de n'y jamais rentrer.

« C'est depuis cette époque que la douleur, « ayant disparu entièrement à la cuisse, s'est déci-« dément fixée à la face droite : elle a eu des « retours périodiques, déterminés par les varia-« tions de la température.

« Pendant plusieurs années c'est lors du passage « d'une saison à une autre, et surtout pendant pres-« que tout l'hiver, que le malade a le plus souffert.

« Pendant le règne de la maladie il se trouve « dans l'impossibilité de pouvoir ni parler ni

« manger, puisqu'il est de fait que souvent, pendant un mois entier, il a été obligé de parler « par signes ou d'écrire, et n'a pris pour toute « nourriture que du bouillon, qu'on lui introduit « dans la bouche avec une cuiller à café : encore « souffre-t-il cruellement pour l'avaler; car le « moindre mouvement, soit des lèvres, soit de la « joue droite, ou seulement la légère secousse « qu'il donne à la mâchoire en avalant la salive, « lui causent sur-le-champ une crise ou accès de « tic toujours si violent que le malade alors jette « de grands cris, et qu'il faut plusieurs personnes « pour le tenir.

« C'est dans cet état qu'il est facile de remarquer que la maladie siége dans le tissu nerveux « de la face ou, ce qui est la même chose, dans « un seul nerf, qui paroît se raccourcir lors de la « crise ou accès de tic, et tirer à lui tous les muscles qui lui correspondent; ce qui produit de « véritables crispations dans toute la partie droite « de la face. Le malade a enduré ces mêmes souffrances pendant plusieurs années.

« Après avoir tenté inutilement une infinité « de remèdes, on lui fit un cautère au bras droit. « Au bout de dix-huit mois ou deux ans, le tic « cessa. On en attribua la cause en grande partie « au cautère. Il fut dix ans sans reparoître, pendant lequel temps le consultant ne souffrit pas.

« Il n'éprouvoit plus qu'*une gêne ou resserre-*
« *ment de la mâchoire à tous les changements*
« *de saison et variations de température;* mais
« il n'avoit plus de douleurs de tic.

« La maladie, ou plutôt ce reste de maladie,
« sembloit s'affoiblir d'une année à l'autre, et le
« consultant s'estimoit heureux de pouvoir ainsi
« finir sa carrière.

« Mais au mois de Juillet dernier (1810) on ne
« fut pas peu surpris de voir tout à coup repa-
« roître le tic, dont, jusqu'à ce jour, les accès ont
« été aussi fréquents qu'autrefois. Les uns attribuent
« cette rechute à une affaire désagréable, dans
« laquelle le consultant éprouva beaucoup de con-
« trariétés; les autres, à l'imprudence qu'il eut
« de quitter, pendant les grandes chaleurs, ses
« gilets et caleçons de flanelle, ce qui a pu, après
« d'abondantes transpirations, lui occasioner un
« refroidissement. Quoi qu'il en soit, depuis l'épo-
« que précitée (courant de Juillet 1810), jusqu'à
« ce jour (25 Octobre 1810), le malade souffre
« à peu près comme par le passé; il se trouve
« également dans l'impuissance de parler et de
« manger. On remarque cependant que les accès
« de tic sont moins forts, mais plus fréquents.
« La crise ou l'accès de tic étant passé, le malade
« ressent des fourmillements à la face, et la
« joue droite et la lèvre supérieure restent dou-

« loureuses et présentent un peu de gonflement
« avec rougeur.

« On remarque aussi que, depuis le retour du
« tic, la périodicité s'est établie d'une manière
« encore plus évidente. Le malade souffre moins
« la journée; le soir, au contraire, les accès de
« tic sont plus forts et succèdent si rapidement
« qu'il en prend jusqu'à vingt dans une heure, ce
« qui dure toute la nuit. Alors les juleps prépa-
« rés avec de l'opium sont le seul moyen d'y
« apporter quelque soulagement. Dans ces mo-
« ments-là, la douleur du tic n'est pour ainsi dire
« plus qu'un seul accès, qui dure du soir au matin,
« cause l'insomnie la plus complète au malade,
« et le tient dans un état d'agitation et de souf-
« france tel, qu'il sort de son lit et y rentre cin-
« quante fois dans la même nuit. C'est alors que
« le mal semble avoir de l'analogie avec une fièvre
« locale, dont les accès se renouvellent toutes les
« vingt-quatre heures. »

A cet ancien mémoire à consulter étoit annexé, comme je l'ai dit, un autre mémoire, qui rend compte de la situation du malade dans les dernières années, et jusque vers l'époque où je fus consulté. Ce second mémoire porte que, « dans
« les premiers mois de l'année 1813, M. Bouillod
« a éprouvé plusieurs accès des douleurs aux-
« quelles il est sujet depuis un grand nombre

« d'années, et qui ont continué à présenter les « caractères d'un tic douloureux fixé sur quelques « rameaux du nerf de la cinquième paire du côté « droit. Après avoir long-temps souffert d'un accès « qui l'avoit pris dans le mois de Février, il com- « mençoit à se remettre et à reprendre des forces, « lorsqu'une vive inquiétude le fit retomber, vers « les premiers jours d'Avril, dans un accès plus « violent encore que celui qui avoit précédé. Les « muscles de la joue et des lèvres étoient le siége « de la douleur; mais il existoit particulièrement, « dans la lèvre supérieure du côté droit, un point « doué d'une sensibilité exquise, auquel on ne « pouvoit toucher sans occasioner à l'instant une « douleur aiguë, accompagnée d'un tressaillement « involontaire. La bouche, constamment fermée, « ne permettoit pas au malade de parler; et quand « il prenoit de la nourriture, ce qu'il faisoit le plus « rarement possible, et en avalant avec précipi- « tation deux ou trois verres d'aliments liquides, « il déterminoit constamment un accès de dou- « leur, qui duroit environ une demi-heure. Pen- « dant un temps, ces crises n'ont eu lieu que « lorsqu'il vouloit prendre de la nourriture, ou « qu'il imprimoit un mouvement quelconque aux « muscles affectés; mais ensuite elles sont revenues « sans avoir été provoquées de cette manière, et « alors le malade saisissoit ce moment pour pren-

« dre sa nourriture. Il en avoit ordinairement
« deux ou trois dans les vingt-quatre heures; on
« remarquoit à la lèvre supérieure et à la partie
« inférieure de la joue un gonflement accompagné
« de rougeur. On essaya de faire sur la joue quel-
« ques applications narcotiques; mais l'opium,
« employé sous la forme d'emplâtre, ou dissous
« dans un véhicule spiritueux, détermina à plu-
« sieurs reprises une sorte d'inflammation érysi-
« pélateuse, qui fournit un écoulement séreux,
« et produisit une augmentation de gonflement et
« de rougeur. L'application de quelques sangsues,
« des cataplasmes émollients, firent disparoître
« ces accidents, mais sans rien changer à l'inten-
« sité et à la fréquence des accès. On se détermina
« à appliquer un moxa sur la fesse droite, qui
« avoit été long-temps le siége de la douleur avant
« qu'elle se transportât à la face; mais ce moyen,
« qui se trouvoit indiqué dans plusieurs consul-
« tations faites à l'occasion de cette maladie, ne
« produisit non plus aucun effet. Les accès se
« prolongèrent jusqu'au mois de Juin, et, après
« avoir diminué peu à peu de longueur et d'in-
« tensité, ils finirent enfin par disparoître; mais le
« malade demeura encore long-temps sans pouvoir
« parler librement, ni soumettre à la mastication
« des aliments solides. »

Résumé de diverses consultations faites en divers temps sur le tic douloureux de M. Bouillod.

Consultation de M. Petit, D. M. à Lyon.

M. Petit s'oppose à la section du nerf auditif externe, cette opération étant incertaine et cruelle. On commencera, dit-il, par modérer la fréquence et la violence des attaques par les calmants. On emploîra le syrop de nymphæa, de diacode, de karabé, et toutes les préparations d'opium, soit liquides, soit solides; on commencera par de petites doses, que l'on augmentera graduellement.

Si le tic douloureux ne cède pas aux narcotiques, on appliquera sur le lieu d'où partent les élancements, un linge imbibé d'une forte décoction de jusquiame, ou du coton imbibé de teinture de Sydenham. On s'occupera en même temps de délayer et d'adoucir la *matière morbifique acrimonieuse*, qui est la cause de la maladie. On emploîra le petit-lait, le lait d'ânesse, de jument, de chèvre ou de vache; les bouillons de poulets, de veau, de grenouilles, d'écrevisses, de limaçons, de tortues; enfin, les farineux et les mucilagineux de toute espèce.

Il indique aussi les bains domestiques, à un

degré de chaleur qui ne doit jamais passer celle du corps humain, ensuite les exutoires, les topiques et les *spécifiques* (je copie littéralement).

Le cautère à la nuque ou derrière les oreilles, fait et entretenu avec le garou ou sain-bois; les vésicatoires appliqués aux mêmes endroits, ou sur le siége même du mal; et, pour les topiques, les douches d'eaux minérales ou thermales, l'éther, l'esprit de sel ammoniac tempéré par l'huile d'amandes douces.

Le quinquina jaune, administré à petites doses et souvent répétées.

Il indique, enfin, un remède qu'il ne regarde pas comme certain, puisqu'aucune expérience n'en a encore prouvé l'efficacité, mais qui est proposé par M. Pujol, auteur d'un mémoire *ex professo* sur cette maladie: c'est l'application de l'aimant sur la partie malade. Cette application est facile, dit M. Petit, et il n'en peut jamais résulter d'effet nuisible.

Consultation de M. le professeur Dubois.

Il indique, 1.° l'usage du quinquina à fortes doses, et en même temps l'application des narcotiques sur le lieu douloureux; des compresses trempées dans une forte décoction de morelle, de tête de pavots et de stramonium. On y joindra par suite la dissolution d'opium. Les applications doivent être faites chaudes.

2.° Le camphre en substance, placé dans la bouche, pour y rester en forme de chique. (On sait que la chique est un petit rouleau de tabac que les marins surtout placent dans la bouche, et qu'ils y conservent plus ou moins long-temps. Il veut qu'on emploie le camphre de la même manière, attendu qu'il en a vu retirer des avantages.)

3.° L'usage d'une infusion sudorifique de camomille, de scordium, etc., aiguisée avec quelques gouttes de la teinture royale du codex de Paris.

4.° Au cautère qui existe déjà, en ajouter un second, placé sur l'autre bras.

Enfin, l'application d'un moxa sur la joue, trois ou quatre lignes devant le lobe ou partie inférieure de l'oreille.

Consultation de M. le professeur Hallé.

Il prescrit, 1.° le quinquina à la dose de trois à quatre gros par jour, partagés en six ou huit prises dans du vin de Bordeaux vieux, à une heure et demie d'intervalle entre chacune, pendant quatre ou cinq jours de suite; on fera des frictions sur le trajet des nerfs faciaux, à partir de la partie antérieure de l'oreille et de la partie inférieure de l'orbite, en étendant les frictions sur toute la face. La matière de ces frictions sera de l'extrait d'opium étendu dans suffisante quantité de vin généreux pour rendre l'extrait liquide. On ajoutera quelques gouttes d'éther dans la quantité d'extrait à chaque friction; et, dans la journée, on pourra employer, par cette voie, jusqu'à un gros d'extrait, à moins qu'une moindre quantité ne paroisse suffire. Le soir, on continuera le julep calmant, dont on a usé jusqu'ici pour la tranquillité de la nuit.

M. Hallé dit ensuite qu'on peut tenter le remède du Sieur Pradier, parce que le caractère et l'origine de cette maladie se rapprochent des affections qui quelquefois prennent les formes goutteuses, et que, dans ce cas, les moyens employés pour appeler la goutte aux extrémités ont souvent déplacé les névralgies.

Il indique aussi le *moxa;* mais il le place auprès du genou droit, voulant l'employer ici comme révulsif. Il craint qu'il ne réussisse pas à la région occipitale, encore moins sur la face; tandis qu'au genou il auroit l'avantage de porter la révulsion sur la partie affectée primitivement, c'est-à-dire, la jambe droite.

Si une première application avoit quelque succès, on l'appuieroit d'une seconde à la même partie, et dans un autre point, lorsque la suppuration du premier commencera à se tarir; dans le second, on placeroit un pois pour en faire un cautère à demeure.

Il conseille la poudre (et non l'extrait) de ciguë, associée avec la valériane, le quinquina et le camphre. La poudre de ciguë doit s'administrer par progression croissante, depuis quinze ou dix-huit grains jusqu'à une quantité indéfinie. Le point où dans la première progression, qui doit être assez rapide, elle cause de légers vertiges, est celui au-dessous duquel il faut soutenir quelque temps la quantité journalière du remède : on augmente ensuite plus lentement; et, quand on ne peut le donner à dose assez grande par les voies supérieures, on le donne par la voie des lavements, les potions éthérées diminuant les inconvénients de l'action de ce remède sur l'estomac.

M. Hallé propose enfin le régime laiteux ou la diète blanche, et, ne voyant pas d'autre ressource, il joint à cela les bains d'eau salée, dans la proportion de demi-once de sel par pinte, et à la température de vingt-huit à trente-quatre degrés.

Consultation de M. Jacques Leroy, D. M.

M. Leroy propose de joindre au cautère déjà existant un séton placé aux environs du muscle sous-épineux; et, dans le cas où on répugneroit à le faire, on lui substitueroit un exutoire fait et entretenu avec l'écorce de garou : on le placeroit à la nuque, et il seroit caché par la cravate. Il propose en même temps des remèdes intérieurs (on a oublié d'en communiquer les formules).

Il croit aussi nécessaire l'usage des bains domestiques, pris deux ou trois fois par semaine, en ajoutant à chaque bain une demi-livre de potasse grise, ou quatre onces de blanche. Le jour que le malade ne se baignera pas, il prendra des bains de pieds; mais ils ne seront salutaires qu'en ajoutant à chacun deux onces d'esprit de sel marin et six à huit cuillerées de moutarde. Les pieds resteront dans l'eau une demi-heure seulement.

Consultation de feu M. Dumas, professeur de l'école de médecine de Montpellier.

1.° Le malade prendra une dixaine de bains domestiques à une température tiède, en observant de laisser un jour d'intervalle entre chacun, de manière qu'ils soient pris dans l'espace de vingt jours. Il usera en même temps, pour boisson ordinaire, d'une eau de poulet ou de veau, bien légère, dans laquelle on mêlera l'infusion d'une tête de pavot et de quelques feuilles d'oranger. Le jour du bain, il boira, en sortant, un verre de petit-lait clarifié avec la crême de tartre, et il fera un exercice modéré avant et après le bain. On frottera toutes les parties du corps avec un linge, un morceau de flanelle, une brosse d'Angleterre, et l'on répétera les frictions chaque soir au moment du coucher.

2.° Pendant l'usage de ces boissons et de ces bains, on appliquera sur les muscles de la mâchoire du côté affecté des linges trempés dans les décoctions émollientes de mauve, de pariétaire et de jusquiame; on y dirigera la fumigation de ces mêmes plantes; on y portera la vapeur d'encens, de cinabre et de karabé. On pratiquera des saignées locales avec les sangsues placées à l'angle de la mâchoire; on fera des scarifications dans l'épaisseur des muscles; enfin, on frottera ces parties avec des linges imbibés de teinture de cantharides ou d'ammoniaque. L'application des sangsues favorisera singulièrement l'effet des remèdes propres à résoudre l'état rhumatismal.

3.° A ce traitement général et topique, continué pendant l'espace de vingt jours, succédera l'emploi des moyens révulsifs, choisis principalement dans l'ordre des purgatifs et des exutoires; en conséquence on purgera le malade avec une dissolution saline qui puisse entretenir la liberté du ventre plutôt qu'elle ne produira une purgation décidée.

On aidera l'action des laxatifs par des lavements répétés, et lorsqu'on aura déterminé pendant sept ou huit jours une sorte de diarrhée artificielle ; on appliquera un vésicatoire à la nuque ; on le transportera ensuite de la nuque entre les deux épaules, puis au bras, enfin à la cuisse droite : ce dernier sera maintenu jusqu'à ce qu'il soit remplacé par un cautère dans le même endroit.

Le cautère doit être placé dans ce lieu, lors même que celui du bras existeroit encore. On ne se permettra des irritations plus fortes, comme celle du *moxa*, qu'après avoir éprouvé l'inutilité des autres. Mais, dans le cas où cette irritation puissante deviendroit nécessaire, il faudroit l'établir près du siége même de la douleur, comme vers l'articulation de la mâchoire, et non point à une distance éloignée de ce siége, comme la cuisse.

4.° Cette seconde partie du traitement marchera toujours avec l'usage des remèdes résolutifs de l'état rhumatismal et les antispasmodiques directs ; on alternera avec les pilules et l'électuaire, composés de la manière suivante.

℞ Castoréum . . . . une drachme ;
Opium gommeux . . . . dix grains ;
Extrait de jusquiame . . . . quinze grains ;

mêlés avec suffisante quantité de sirop de Stœchas : les pilules seront de trois grains. On commencera par une pilule matin et soir ; on augmentera d'une pilule tous les deux jours, jusqu'au sixième jour, après lequel on les remplacera par l'électuaire suivant :

℞ Extrait d'aconit. . . . . vingt grains ;
Soufre doré d'antimoine . . . . . . demi-drachme;
Teinture spiritueuse de quinquina. demi-once;
Roob de sureau . . . . une once.

On donnera matin et soir une drachme de cet électuaire pendant six jours, après la suspension des pilules, que l'on reprendra au bout de ce temps, pour les faire alterner ainsi constamment avec l'électuaire de six en six jours.

5.° Dans le cas où la maladie viendroit offrir une affection essentiellement périodique, l'utilité du quinquina ne seroit plus douteuse; néanmoins il sera bon de le combiner toujours avec les préparations d'opium. On pourra prescrire un mélange de deux drachmes de quinquina en poudre, et de vingt à trente gouttes de laudanum liquide deux fois par jour, dans l'intervalle des attaques, en observant de continuer l'usage de ce remède quelque temps après la cessation apparente de la maladie.

6.° Le consultant aura soin d'entretenir la liberté du ventre par des lavements répétés, des doses médiocres de pulpe de casse, etc. Il usera de bains de pieds, de frictions sèches; il fera chaque jour un exercice modéré, et s'abstiendra des occupations sérieuses et de tout ce qui pourroit exiger trop d'attention ou lui causer quelques contrariétés. Il observera un régime doux, tempérant et léger.

Consultation de M. Vericel, médecin en chef de l'hôpital de Lyon.

M. Vericel dit que, la maladie ayant des moments de calme et des moments d'une douleur atroce, la périodicité de l'état de douleurs a fait considérer, par Casimir Medicus, cette sorte de maladie comme une fièvre intermittente sans symptômes ostensibles de fièvre, et que le traitement de cet auteur est celui des fièvres intermittentes proprement dites.[1]

1.° Il indique d'abord l'application de quelques sangsues derrière l'oreille du côté douloureux;

2.° L'établissement d'un second cautère au bras gauche;

3.° L'usage des frictions faites sur la partie souffrante avec le suc exprimé de l'aconit napel et de

1 Quoique je sois de l'avis de MM. Dumas et Vericel, relativement à l'utilité du quinquina dans le cas présent, et que je l'y aie prescrit moi-même comme un antispasmodique tonique avantageux, je ne puis m'empêcher de rapporter ici, pour ce qui concerne l'opinion de Casimir Medicus, ce qu'avance Tissot dans son *Traité des nerfs et de leurs maladies*, t. IV, page 302. « La périodicité, dit cet auteur, est une circonstance « qui détermine souvent à ordonner le kina, sans faire attention « aux autres circonstances; mais c'est un abus qui a produit « les plus mauvais effets, sans pouvoir faire ouvrir les yeux à

la grande ciguë, mêlé avec un peu d'huile d'amandes douces.

4.° Diriger sur la partie malade des fumigations faites avec l'encens, la myrrhe, le camphre, etc.

5.° Appliquer, dans le moment de calme, un sachet contenant de la poudre impalpable de kina rouge, unie à partie égale de tartre émétique porphyrisé.

6.° L'usage du petit-lait tartarisé, en y infusant par chopine demi-once de bon kina, accompagné d'une boisson de petit-lait chaud.

7.° M. Vericel conseille le remède de Pradier, appliqué sur la partie malade.

8.° Le *moxa* sur la même partie, en y joignant les douches d'eaux thermales.

9.° La nuit, tenir sur la partie du coton couvert de beurre de cacao et arrosé d'huile de laurier.

10.° Comme la maladie paroît due à un état de spasme, à une exaltation de sensibilité des nerfs de la partie, on pourroit, comme de Haen le fit

---

« ceux qui en étoient spectateurs. M. Lorry a très-bien vu « cette faute et en a averti, et je prouve, dans le chapitre où « je traite des fièvres d'accès et de la périodicité, 1.° qu'elle « n'est point un caractère particulier à ces fièvres, qu'on la « retrouve dans une multitude de phénomènes de l'économie « physique, et qu'elle est peut-être une des lois les plus géné- « rales de la nature ; 2.° que dans ces fièvres mêmes souvent « le kina ne convient pas, et que quelquefois elles n'exigent « que des antispasmodiques. »

avec succès dans une névralgie de la tête, appliquer de la verveine pilée et arrosée avec de l'huile d'amandes douces chaude, ou bien des poireaux pilés arrosés, de la même manière.

11.° Pendant le beau temps, prendre le lait d'ânesse.

12.° L'équitation.

Consultation de M. Gilibert, ancien médecin de l'hôpital général de Lyon.

Le remède sur lequel insiste le plus M. Gilibert, comme étant, selon lui, le plus efficace dans cette maladie, est un long usage, alternativement, de la poudre de racines de valériane sauvage, à la dose de dix grains répétés quatre fois par jour, incorporés dans de la conserve de roses, et de fleurs d'*arnica montana*, ou bétoine de montagne, à la dose de six grains infusés dans la décoction de quinquina jaune.

Tel est l'extrait *littéral* de toutes les consultations faites en différents temps sur la névralgie faciale de M. Bouillod, négociant de Châlons sur Saône, ainsi qu'il m'a été transmis avec les mémoires à consulter. Il est dit, dans le second mémoire, que les accès de névralgie dont M. Bouillod fut cruellement tourmenté pendant les six premiers mois de l'année 1813, diminuèrent insensiblement d'intensité et de fréquence au mois de Juin, et finirent même par disparoître; mais *que le malade demeura encore quelque temps dans l'impossibilité de parler librement*, et de soumettre à la mastication des aliments solides. Ce mieux-être ne fut pas de très-longue durée, puisque, avant le mois de Septembre, les accès de tic avoient déjà repris leur cours. M. Bouillod me consulta sur son état, le premier du mois d'Août 1813, ayant eu connoissance de mes observations sur le tic douloureux de la face, insérées dans le *Journal de médecine*, tome XXVII. Il trouva surtout une grande analogie entre sa manière d'être et celle de M. l'abbé Du Cros de Castres, qui est le sujet d'une de mes observations, et espéra de trouver le même soulagement en se soumettant au même traitement.

Après avoir pris communication des deux mémoires à consulter et de l'extrait de toutes les consultations faites antérieurement, et y avoir mûrement réfléchi, je répondis à M. Bouillod que j'étois d'avis qu'il se mît à l'usage des mêmes pilules dont il est fait mention dans mes diverses observations de névralgie faciale, insérées dans les *Journaux de médecine*, composées d'oxide de zinc sublimé, et des extraits de jusquiame noire et de racine de valériane sauvage à parties égales; qu'il commenceroit par une pilule de trois grains le matin à jeun, et par une autre le soir, au moins quatre heures après son dîner; qu'il augmenteroit tous les jours d'une le matin et d'une le soir, jusqu'à ce qu'il fût parvenu à en prendre dix-huit ou vingt pour chaque dose; que, cependant, dès qu'il ressentiroit des vertiges, des éblouissements, des maux de cœur, des inanitions ou d'autres malaises, il devoit diminuer d'une pilule ou de deux, et rester au-dessous de la dose qui l'auroit un peu incommodé; qu'il devoit prendre, immédiatement par-dessus les pilules, une bonne tasse de thé fait par infusion, avec parties égales de fleurs de tilleul et de feuilles d'oranger; qu'il continueroit ainsi, non-seulement jusqu'à la disparition entière des accès, mais encore au moins trois ou quatre semaines après. Je lui mandai que tout consistoit à prendre le remède à dose suffisante, et à y insister assez long-temps; qu'il prendroit ensuite, pendant une quinzaine de jours, la décoction de quinquina jaune ou royal, préparée de la manière suivante : ℞ Une once et demie de quinquina royal choisi concassé; faites cuire à petit feu dans vingt-quatre onces d'eau jusqu'à réduction à seize; passez la décoction, et, lorsqu'elle sera refroidie, ajoutez-y deux onces de bonne eau de fleurs d'oranger, pour en prendre trois cuillerées à bouche le matin à jeun, et la même quantité une heure avant le dîner et avant le souper. J'ajoutai qu'après avoir fait usage du quinquina une quinzaine de jours, M.

Bouillod reprendroit ses pilules, pendant trois ou quatre semaines, de la même manière que la première fois, c'est-à-dire, en augmentant progressivement; qu'il alterneroit ainsi deux ou trois fois avec ces pilules et avec le quinquina; et que, quand même M. Bouillod seroit assez heureux pour se débarrasser, en suivant mes conseils, d'un tic douloureux aussi ancien, mon opinion étoit que, pour prévenir tout retour, il prît au moins pendant deux ans le même remède, pendant quelques semaines, aux changements de saisons, vu que cette affection étoit trop enracinée pour qu'il n'y eût pas à craindre des récidives, s'il ne se soumettoit pas à cette mesure de précaution.

Le 2 Septembre 1813, M. Bouillod commença le traitement que je viens d'indiquer. Il étoit à la dose de neuf pilules le matin et le soir, et prenoit régulièrement son infusion de fleurs de tilleul et de feuilles d'oranger par-dessus; lorsqu'on me manda, en date du 11 du même mois, que, loin d'éprouver aucun soulagement, le malade ressentoit plus fréquemment des douleurs de tic, surtout lorsqu'il commençoit à manger et lorsqu'il prenoit ses pilules; qu'il en avoit été un peu relâché; que ses selles étoient plus fréquentes; qu'au bout de huit à dix jours ce symptôme avoit disparu, et qu'il étoit depuis dans un état de santé parfaite; que jusque-là il n'avoit éprouvé ni étourdissement ni maux de cœur; qu'il avoit bon appétit, bon sommeil, vaquoit bien à toutes ses affaires, n'éprouvoit plus le moindre ressentiment de son tic, malgré le passage de l'été à l'automne, qu'il avoit toujours eu à redouter les années précédentes; qu'il étoit parvenu à la dose de vingt-quatre pilules matin et soir, c'est-à-dire, à quarante-huit par jour. Comme le malade n'en éprouvoit aucun inconvénient, on me demandoit s'il devoit toujours aller en augmentant, jusqu'à ce que quelques malaises se fissent ressentir. Je répondis que M. Bouillod pouvoit sans crainte augmenter la dose de ses pilules, puisque sa santé n'en souffroit point, pourvu qu'il restât en-deçà de celle qui l'incommoderoit.

On me manda, du 9 Octobre, que M. Bouillod, par un conseil qu'il appelle *perfide*, avoit réduit la dose de cinquante-deux pilules, à laquelle il étoit parvenu, à celle de quarante, et qu'il avoit vu subitement reparoître ses douleurs de tic; qu'alors il avoit repris la dose de vingt-six le matin et vingt-six le soir, et que sur cela ses douleurs ont cessé; qu'il a continué en augmentant de deux pilules par jour; que, dans ce moment, il en étoit à soixante-six, sans éprouver le moindre malaise provenant du remède; que, cependant, la veille et l'avant-veille il avoit eu quatre à cinq douleurs de tic, les unes, en prenant ses pilules, les autres, en commençant ses repas, mais qu'elles étoient moins longues qu'autrefois.

M. Bouillod étoit dans ce moment à la campagne, où il présidoit à ses vendanges.

On m'écrivit, du 16 Octobre, que M. Bouillod étoit de retour de la campagne; qu'il avoit encore éprouvé cinq à six accès de douleurs de tic par jour, pendant une semaine; que, depuis deux jours, il n'en ressentoit plus, et se trouvoit très-bien; qu'il faisoit bien toutes ses fonctions; qu'il pouvoit se livrer à des occupations sérieuses, à des calculs compliqués, et souvent à une correspondance ennuyeuse, sans en être plus fatigué que dans les temps où il se portoit le mieux; qu'il prenoit quarante pilules le matin et autant le soir, sans en éprouver la moindre incommodité; qu'il resteroit à cette dose pendant une quinzaine de jours, après lesquels il feroit usage du quinquina, ainsi que je l'avois ordonné. Comme il y avoit une différence aussi énorme entre la quantité de pilules que prenoit M. Bouillod, et celle qu'en ont prise les différents malades affectés du tic dont j'ai fait insérer les observations dans le *Journal de médecine*, desquels les uns n'ont pu aller que jusqu'à huit, les autres à dix, et, enfin, le dernier (M. l'abbé Du Cros de Castres) jusqu'à dix-huit, sans pouvoir dépasser cette dose; on me pria d'envoyer des pilules confectionnées dans une de nos meilleures pharmacies de Colmar, pour voir si elles ne produiroient pas le même effet à moindre dose : j'obtempérai à cette demande, en invitant toutefois à ne commencer que par dix le matin et autant le soir, et à augmenter graduellement comme par le passé.

Dans la lettre du 20 Novembre 1813, on m'accuse la réception des pilules, et on me fait part qu'en commençant à en faire usage, on avoit, d'après mon conseil, fait descendre le malade à la dose de dix pilules matin et soir; qu'arrivé à la dose de vingt-neuf pilules, c'est-à-dire, de cinquante-huit par jour, il avoit cessé d'augmenter, parce qu'il éprouvoit quelques petits étourdissements, surtout après s'être appliqué au travail de bureau; qu'il n'avoit aucun des autres symptômes signalés dans mes lettres; que seulement il perdoit tout-à-fait l'appétit, et qu'il avoit quelques légers maux de cœur; qu'en conséquence on avoit cru devoir alors faire cesser entièrement l'usage des pilules, pour commencer celui du quinquina préparé de la manière que j'avois indiquée; qu'au bout de quelques jours l'appétit étoit revenu, et que le malade se trouvoit assez bien présentement; que, quoique le temps fût très-mauvais, il n'éprouvoit que de très-légères douleurs de tic; qu'il continueroit, pendant une quinzaine de jours, le quinquina, qu'ensuite il recommenceroit ses pilules.

Le 7 Décembre on me mande que M. Bouillod vient de quitter son quinquina, après en avoir fait usage pendant trois semaines, à la dose de neuf cuillerées par jour, dont trois le matin à jeun, et le même nombre chaque fois une heure avant le repas; que pendant ces trois semaines il n'a presque rien souffert et a assez bien mangé; qu'au bout de ces trois semaines il a recommencé ses pilules par une le matin et une le soir, et qu'il augmentera graduellement, comme ci-devant; qu'il demeurera pendant quelques semaines au-dessous de la dose qui lui fera éprouver quelque malaise; qu'alors il reprendra le quinquina pendant une quinzaine de jours, ainsi que je l'avois ordonné dans ma première consultation.

Le 30 Mars 1814, M. Bouillod me mande qu'après avoir été très-bien pendant long-temps, les malheureux événements du temps lui firent reprendre des accès de tic, cependant moins violents que ci-devant; qu'il les combattoit par l'usage de ses pilules; qu'après être allé jusqu'à quarante, il se sentit, une soirée et une matinée, chancelant et pouvant à peine se soutenir; qu'il eut plusieurs vomissements glaireux; qu'il quitta alors ses pilules et reprit du quinquina pendant quelques jours; que son estomac se remit bien vîte; que son appétit revint, qu'il pouvoit mâcher sans difficulté, et qu'il faisoit toutes ses fonctions très-bien.

Une lettre du 6 Juin porte que, depuis plus de six semaines, M. Bouillod n'a presque pas souffert, qu'il a recommencé ses pilules par deux reprises, la première fois par trois le matin et autant le soir, et, *chose inconcevable!* dit-il, *elles me firent presque autant d'effet que si j'en avois pris cinquante à quatre-vingts par jour;* qu'alors il les quitta pendant huit jours, au bout desquels il recommença par une le matin et une le soir; qu'au bout de quatre jours, en étant un peu incommodé, il les quitta; que, depuis près de six semaines, il n'en prenoit pas, et qu'il avoit eu à peine quelques légers ressentiments de son tic.

Le 16 Novembre, M. Bouillod m'écrit qu'il a resté deux mois à la campagne, *buvant, mangeant bien,* et dormant de même, n'éprouvant que rarement de légères douleurs.

Une lettre du 8 Décembre m'apprend la continuation de ce bien-être.

Dans la dernière, du 12 Janvier 1815, M. Bouillod m'annonce, dans la joie de son cœur et dans des termes qui annoncent la plus vive reconnoissance, qu'il se trouve très-bien, qu'il n'éprouve aucune fâcheuse influence de la saison; que *le changement de temps, les pluies, les froids, les gelées, jusqu'à l'instant, n'ont opéré chez lui aucune douleur;* que, si cela continuoit, il se trouveroit trop heureux.... *trop heureux,* dit-il, *après avoir tant souffert et pendant si long-temps!*

Il est à croire que, si M. Bouillod reprend l'usage de ses pilules à des distances plus ou moins éloignées, principalement lorsqu'il éprouvera la plus légère atteinte de son mal, et surtout aux changements de saison, comme je le lui ai ordonné dans ma première consultation, il parviendra, si non à détruire entièrement (ce qui seroit assurément *trop heureux,* pour me servir de l'expression de M. Bouillod) une maladie qui fait son tourment et son supplice depuis plus de vingt ans, mais du moins à en éloigner les accès et à les affoiblir de manière à rendre son existence parfaitement supportable.

Cette observation est intéressante à plus d'un titre, et on doit surtout remarquer que c'est la première fois, depuis plus de vingt ans, que le *changement de temps, les pluies, les froids, les gelées,* n'ont opéré aucune douleur, ni amené le moindre ressentiment de son tic chez M. Bouillod. On a dû voir dans le premier mémoire à consulter du malade, que, pendant les dix années qu'il a passées sans avoir des accès de tic prononcés, il n'a jamais cessé d'éprouver une gêne, un resserrement dans la mâchoire, à tous les changements de saison et variations de température.

SEPTIÈME OBSERVATION.

Le sieur Adam, miroitier de cette ville, âgé de trente-cinq ans, d'un tempérament muqueux-sanguin, fut atteint, au mois de Juillet dernier (1814), d'une névralgie faciale, qui l'attaqua subitement et sans cause manifeste. Voici ce qu'il éprouvoit : les douleurs affectoient la mâchoire inférieure du côté gauche et commençoient par son angle ; de là, elles se portoient le long des gencives jusque sur le menton et sur la lèvre supérieure gauche, de manière à ne jamais attaquer le côté droit. Il y avoit une séparation parfaite entre le côté souffrant et le côté indolent ; cette séparation étoit tracée par une ligne droite qui partoit de la symphyse du menton et alloit se terminer à la cloison du nez. Les douleurs s'étendoient sur la joue gauche, jusque sur l'os de la pommette et à la partie externe et antérieure de l'oreille ; elles occupoient également le palais et la moitié droite de la langue, qui, pendant l'accès, sembloit au malade être très-épaisse et augmenter graduellement de volume, au point de le menacer de suffocation : pendant ce temps, il ne pouvoit ni articuler ni proférer aucune parole. Pendant l'accès, le malade éprouvoit un trémoussement dans les muscles de la joue affectée, qui étoit visible. Le nez, l'œil du côté malade n'ont jamais été entrepris. Les accès, dans le commencement, duroient environ une heure, et revenoient deux ou trois fois par jour. Ils augmentoient tous les jours d'intensité, et se renouveloient plus fréquemment ; ils sont venus au point d'être intolérables et presque désespérants. Une particularité remarquable dans ce cas, c'est que les accès étoient chaque fois précédés de soif, et d'une sueur générale, mais qui étoit si copieuse à la figure, que de grosses gouttes lui tomboient du visage. La sueur duroit pendant un quart d'heure, et disparoissoit au moment de l'invasion des douleurs, qui étoit subite. Pendant cet état on n'apercevoit point de changement dans le pouls. Dès que la sueur et la soif paroissoient, le sieur Adam étoit sûr d'éprouver un accès.

Ayant été consulté, je lui prescrivis les pilules d'oxide de zinc, d'extrait de jusquiame noire et de celui de racine de valériane sauvage, en commençant par une matin et soir, et en augmentant graduellement, comme à l'ordinaire, jusqu'à ce qu'il en résultât quelque mal-être, des étourdissements, des vertiges, des maux de cœur, etc. Il ne put monter que jusqu'à neuf pilules; il resta à cette dose le matin et le soir, en buvant chaque fois, par-dessus les pilules, une forte tasse d'infusion de fleurs de tilleul et de feuilles d'oranger. Je le fis continuer ainsi pendant quatre à cinq semaines. Il fut entièrement délivré de ce mal atroce par l'usage de ce remède, dont il éprouva déjà dans les premiers jours le plus grand soulagement. Depuis plus d'un an, malgré la mauvaise saison, malgré les alternatives fréquentes de froid et de chaud, il n'en a plus éprouvé la moindre atteinte.

HUITIÈME OBSERVATION.

La femme d'un laboureur de Sainte-Croix en plaine, bourg distant de deux lieues de Colmar, âgée de quarante ans, d'un tempérament nerveux, d'une constitution sèche, bien réglée, fut affectée d'une névralgie faciale, pour laquelle elle vint me consulter au mois de Juin 1814. Cette névralgie duroit depuis quelques mois. Cette femme éprouvoit des douleurs lancinantes et souvent excessives lors de ses accès, qui se renouveloient huit à dix fois par jour, plus ou moins : elle en avoit quelquefois la nuit. Ces accès arrivoient comme un coup électrique, et duroient communément une demi-heure, souvent une heure et même plus. Les douleurs commençoient par la mâchoire inférieure du côté droit, depuis son angle; elles s'étendoient ensuite sur la mâchoire supérieure, le long du bord alvéolaire et des gencives, également du côté droit, sur tous les muscles de la joue de ce côté, dans lesquels on apercevoit un trémoussement manifeste et très-précipité; elles se portoient sur l'aile droite du nez et sur les paupières de l'œil droit : pendant l'accès, il y avoit rougeur à l'œil et larmoyement. Le côté gauche de la face demeuroit toujours entièrement libre et indolent. Cette femme n'avoit encore employé, à l'époque où je la vis, que les remèdes domestiques ordinaires pour les fluxions, tels que l'infusion de fleurs de sureau à l'intérieur et des sachets des mêmes fleurs sur les parties douloureuses, lesquels n'apportèrent aucun soulagement. Lorsqu'elle vint me demander avis, elle étoit dans l'intention de se faire arracher deux dents cariées, qu'elle accusoit de ses souffrances. Le mal de cette femme étant évidemment une névralgie faciale tellement caractérisée qu'on ne pouvoit pas s'y méprendre, j'eus d'abord soin de la dissuader de se faire arracher ses dents, comme étant un moyen non-seulement inutile, mais propre à aggraver ses douleurs et à rendre ses accès plus fréquents. Je lui ordonnai, en premier lieu, de se faire appliquer six sangsues à la tempe droite; de se mettre ensuite à l'usage des pilules d'oxide de zinc sublimé, d'extrait de jusquiame noire et de celui de racine de valériane sauvage, avec l'infusion de fleurs de tilleul et de feuilles d'oranger, à prendre immédiatement par-dessus.

Elle commença par une pilule de trois grains, matin et soir, et monta par degrés, d'après mon ordonnance: elle put aller jusqu'à douze. Cette femme ne tarda pas à éprouver un soulagement marqué, qui devint tous les jours plus sensible. Les pilules furent continuées pendant six semaines, à la dose de douze, matin et soir. Dès la première quinzaine le mal avoit entièrement disparu; depuis cette époque elle n'en a plus eu le moindre ressentiment.

NEUVIÈME OBSERVATION.

Antoinette Liedhart, âgée de vingt-neuf ans, d'une constitution un peu sèche, d'un tempérament nerveux, épouse du sieur Adam, horloger à Kaisersberg, petite ville à deux lieues de Colmar, fut atteinte, au mois de Mai 1814, d'une affection catarrhale, qui céda, en très-peu de temps, à quelques remèdes légers, à des tisanes adoucissantes délayantes, quand tout-à-coup elle fut assaillie d'une douleur des plus violentes, qui, dans les premiers temps, la prit le matin à sept heures, et finissoit vers les deux heures après midi. Au bout de quelques jours, les accès devinrent plus fréquents et moins longs, mais toujours d'une égale violence. La douleur commençoit à l'arcade sourcilière gauche, et s'étendoit en descendant jusqu'à la mâchoire inférieure dans toute cette partie de la face; elle ne se porta jamais sur le côté opposé: chaque fois cette douleur fut précédée d'une toux sèche, qui dura pendant une heure. La crainte de la malade étoit inexprimable, lorsqu'elle sentoit arriver l'accès, à raison des douleurs atroces qu'elle éprouvoit chaque fois. Vu la périodicité de ce mal, on avoit tenté l'usage du quinquina, mais infructueusement : c'est à cette époque que je fus consulté. Reconnoissant aisément, dans le récit qu'un officier de santé qui traitoit la malade me fit de la maladie, l'existence du tic douloureux, je conseillai de faire usage des pilules d'oxide de zinc, d'extrait de jusquiame noire et de celui de valériane sauvage, dont j'ai constamment, dans des cas semblables, éprouvé les bons effets; j'ordonnai de commencer, comme toujours, par une pilule de trois grains matin et soir, et d'en augmenter le nombre graduellement, comme à l'ordinaire.

Par-dessus chaque dose de pilules, la malade devoit avaler une petite écuellée d'infusion de fleurs de tilleul et de feuilles d'oranger. La malade ne put aller qu'à sept ou huit pilules, ayant été incommodée d'une plus forte dose : elle resta à cette quantité, le matin et le soir, pendant cinq semaines. Dès les premières prises, la malade éprouva le plus grand soulagement ; elle ne put exprimer assez le plaisir que lui occasionoit l'espoir de se voir bientôt délivrée d'une douleur devenue insupportable. Au bout de quinze jours, elle en fut totalement débarrassée, et il faut croire que c'est sans retour, puisque, depuis plus de quinze mois, elle n'en a pas eu la plus foible récidive.

DIXIÈME OBSERVATION.

La femme de Jean Bechtel, vigneron de Colmar, âgée de quarante-deux ans, d'une constitution sèche, d'un tempérament bilieux, est accouchée, il y a dix-huit mois : elle a nourri son enfant pendant un an; depuis trois mois ses règles ont repris leur cours ordinaire. Un mois avant de sevrer son enfant, elle a pris des douleurs comme rhumatismales, qui se sont fixées d'abord sur la clavicule gauche, et transportées ensuite sur la clavicule droite : elles s'étoient toujours bornées à ces deux régions, sans s'étendre plus loin. Ayant souffert ainsi pendant un mois, cette femme a pris le parti de sevrer son enfant; elle attribuoit son état de souffrance à un allaitement trop prolongé, et espéroit qu'en sevrant elle éprouveroit du soulagement. Mais, malgré cette mesure, les douleurs ont continué comme du passé, jusques il y a environ quatre semaines (mois de Mars 1814), qu'elles ont quitté leur premier siége pour se porter à la tête. Voici ce que la femme Bechtel éprouvoit: les douleurs venoient par accès périodiques irréguliers; les attaques étoient subites, comme un coup électrique, et elles cessoient de la même manière; dans l'intervalle des accès elle étoit parfaitement libre. Les douleurs étoient lancinantes, déchirantes, pulsatives, presque insoutenables; elles commençoient dans la première vertèbre cervicale, passoient par-dessus l'occiput et le vertex, se portoient sur l'os frontal, sur le nez, sur l'œil, la tempe et sur toute la partie gauche de la tête et de la face, de manière que les douleurs occupoient entièrement la moitié gauche de la tête, et que tout le côté droit demeuroit libre et indolent. Pendant l'accès, qui duroit une heure et quelquefois plus, la malade éprouvoit des trémoussements dans les parties musculaires affectées; l'œil devenoit rouge et larmoyant. Le matin les douleurs étoient plus supportables, mais elles devenoient de plus en plus fortes vers le soir: pendant la nuit elles avoient le plus d'intensité, contre l'ordinaire de ce qui arrive dans le tic douloureux; les accès étoient alors si violents et si rapprochés, que cette malheureuse femme, en proie aux plus vives souffrances, ne pouvoit reposer un instant.

La périodicité, la vivacité excessive, insoutenable des douleurs, l'invasion et la cessation subites des accès, le trémoussement dans les fibres musculaires des parties occupées par la douleur, me démontrèrent évidemment que cette affection étoit une véritable névralgie, qu'on appellera, si l'on veut, rhumatismale, d'autant plus que cette femme attribuoit son mal à de fréquentes suppressions de transpiration occasionées par refroidissement. Quoi qu'il en soit, des sangsues, des vésicatoires avoient été appliqués; on avoit entretenu la suppuration de ces derniers pendant quelque temps: le tout sans succès. Ayant été consulté le 16 Mars 1815, je prescrivis les pilules d'extrait de jusquiame noire, de racine de valériane sauvage et d'oxide de zinc sublimé, avec l'infusion de feuilles d'oranger et de fleurs de tilleul, à prendre immédiatement par-dessus ces pilules, le matin et le soir, en augmentant progressivement ces dernières de la manière accoutumée, et comme il est dit dans les observations précédentes. La malade ne put aller que jusqu'à dix pilules pour chaque dose, nombre auquel elle s'est arrêtée. Dans la première huitaine de l'usage de ces remèdes, elle éprouva déjà un grand soulagement; les accès diminuèrent beaucoup en nombre et en intensité : au bout de trois semaines ils eurent entièrement disparu. La malade continua encore pendant quatre semaines ses remèdes pour consolider sa guérison. Depuis plus de neuf mois elle n'a plus éprouvé la moindre atteinte de son mal. Cette femme sera probablement aussi heureuse que la plupart des sujets de mes observations précédentes, qui ont été soumis au même traitement, et qui, une fois guéris, n'ont plus éprouvé de rechutes.

ONZIÈME OBSERVATION.*

Marie-Anne Holl, âgée de quarante-huit ans, d'un tempérament mucoso-sanguin, épouse de J. B. Joss, habitant de Kientzheim, bourg distant de deux lieues de Colmar, fut atteinte du tic douloureux de la face, vers le 25 Décembre 1815, sans

* Observation communiquée à l'auteur, ainsi que la suivante.

cause manifeste. Les accès de cette maladie nerveuse prenoient subitement tous les jours vers midi; le mal commençoit au menton et montoit du côté gauche de la face jusqu'au-dessus du sourcil du même côté. La douleur augmentoit graduellement et devenoit insupportable à la malade; elle duroit ordinairement jusque vers une heure après midi. Tous les soirs, à peu près vers minuit, les mêmes accès se renouveloient et parcouroient la même période que pendant le jour. Ils disparoissoient d'une manière instantanée et subite. Ayant été à même de connoître les observations de M. le docteur Méglin sur le tic douloureux de la face guéri par l'usage des pilules d'extrait de jusquiame noire et d'oxide de zinc sublimé, d'autant plus que mon épouse elle-même fait le sujet de l'une de ces observations, je fis, en conséquence, prendre à cette malade ces pilules, auxquelles ma femme doit sa guérison. Elle commença par en prendre une le matin et une le soir, et augmenta seulement jusqu'au nombre de trois pour chaque dose, ne pouvant aller au-delà, en avalant immédiatement par-dessus les pilules une tasse d'infusion théiforme de feuilles d'oranger et de fleurs de tilleul. Au bout de quinze jours les accès de tic ont entièrement disparu; la malade a été rétablie sans récidive, et jusqu'à ce moment elle jouit d'une très-bonne santé.

DOUZIÈME OBSERVATION.

Joseph Beck, vigneron, demeurant à Kaisersberg, petite ville à deux lieues de Colmar, âgé de trente-quatre ans, d'un tempérament bilieux-sanguin, fut atteint, il y a quelques mois, d'une douleur périodique à la face, qui se manifestoit chaque fois, comme un éclair, à la partie moyenne du sourcil du côté droit, descendoit obliquement sur l'aile et le milieu du nez, où elle se fixoit. Cette douleur commençoit tous les matins à sept heures, augmentoit en intensité jusque vers les dix heures, et finissoit vers une heure après midi. Je fus appelé la première fois le quinze Février 1816 pour voir cet homme, que je trouvai dans le fort de son accès : le malade éprouvoit des douleurs déchirantes et lancinantes, si atroces, qu'il ne fut en état de répondre que très-imparfaitement aux questions que je lui adressois. Ces douleurs étoient portées à un tel excès, que Joseph Beck m'assura, dans ses moments lucides, que, si je ne parvenois pas à soulager ses souffrances, il étoit décidé à se donner la mort. Je n'ai pu découvrir d'autres causes à cette névralgie qu'une colère extrêmement violente à laquelle cet homme s'étoit livré peu avant l'invasion de sa maladie. Comme la périodicité des paroxysmes étoit si bien marquée, que hors des accès le malade se portoit très-bien et n'éprouvoit plus la moindre sensibilité dans les parties si cruellement vexées par la douleur dans l'invasion, je crus devoir le mettre de suite à l'usage du quinquina, pour chercher à extirper ce mal, comme une fièvre intermittente. Il le prit pendant trois jours; mais, bien loin qu'il en obtînt du soulagement, ce médicament, au lieu de faire cesser la périodicité, rendit les douleurs continuelles et permanentes. Alors je me décidai à faire prendre, sans différer, à mon malade, les pilules de M. le docteur Méglin, composées des extraits de racine de valériane sauvage, de jusquiame noire, et d'oxide de zinc sublimé, en faisant boire immédiatement par-dessus une tasse de thé de fleurs de tilleul et d'oranger. Il commença par en prendre une le matin et le soir; il augmenta graduellement jusqu'au nombre de cinq pour chaque dose : lorsqu'il fut parvenu à cette quantité, à laquelle il resta jusqu'à la fin de sa guérison, les douleurs diminuèrent sensiblement, et elles ne tardèrent pas à disparoître totalement. Le malade persista pendant dix-huit jours dans l'usage de ce remède; il n'a plus eu le moindre ressentiment de son mal, et il se porte aujourd'hui aussi bien que jamais. Cet homme n'a pas pu assez me témoigner combien il étoit reconnoissant du service que je lui ai rendu.

Ces observations sur la névralgie faciale me semblent démontrer d'une manière incontestable la grande efficacité des pilules faites avec l'oxide de zinc et les extraits de jusquiame noire et de racine de valériane sauvage, dans les névralgies faciales, autrement dites *tic douloureux de la face*, même les plus invétérées : elles prouvent que ces pilules guérissent assez promptement et sûrement ces sortes d'affections nerveuses, lesquelles font le désespoir des personnes qui en sont atteintes; qu'elles guérissent, dis-je, ces affections récentes, ou au moins lorsqu'elles ne sont pas encore trop enracinées, mieux que tous les autres moyens connus et employés jusqu'ici; que conséquemment ce remède est digne de fixer l'attention des médecins praticiens, et mérite de leur être recommandé comme une découverte utile. Si ces observations ne sont pas jugées assez importantes ni assez nombreuses pour me permettre de dire, à l'imitation d'Horace, *Saltem non omnis moriar, sed aliquantula pars mei vitabit Libitinam*, il me restera du moins une jouissance bien douce pour un philantrope, celle que me donne la conviction intime, que j'ai, de m'être rendu utile à mes semblables.

FIN.

EXTRAIT

Du rapport fait à l'Athénée de médecine de Paris, dans sa séance du 24 Février 1816, par MM. Cayol et Adelon, sur un ouvrage de M. Méglin, relatif à la névralgie faciale.

L'Athénée de médecine nous a chargés, M. Cayol et moi, de lui rendre compte d'un ouvrage manuscrit qui lui a été adressé par M. Méglin, médecin à Colmar, et qui a pour titre : *Recherches sur la névralgie faciale ou tic douloureux de la face*, avec une décade d'observations sur *le même sujet*.

La plupart des observations qui servent de fondement à cet ouvrage, avoient été publiées à diverses époques dans le Journal de médecine de MM. Corvisart et Boyer, et dans la *Bibliothèque médicale*. En les réunissant, l'auteur a eu principalement en vue de faire connoître, d'après son expérience, un traitement plus efficace que ceux qui ont été employés jusqu'ici pour la guérison du tic douloureux de la face. Il y a joint une description générale de cette cruelle maladie, dont il approfondit surtout le diagnostique, la cause et le traitement, en sorte que son ouvrage peut être considéré comme une monographie à peu près complète et éminemment pratique.

La névralgie faciale ou tic douloureux de la face

consiste, comme on sait, dans une douleur des plus aiguës, qui s'empare tout-à-coup d'un des nerfs du visage, se propage avec la rapidité de l'éclair dans toutes ses ramifications, détermine dans les muscles animés par ce nerf, des frémissements, des trémoussements, des mouvements convulsifs, disparoît sans laisser aucune trace dans la partie affectée, et se renouvelle de la même manière à des intervalles plus ou moins longs.

Avicenne est, suivant notre auteur, le premier qui ait fait mention de cette maladie, sous le nom de *tortura faciei*. Ensuite André, chirurgien de Versailles, en trace plusieurs observations dans son ouvrage sur les maladies de l'urètre en 1756, et c'est lui qui lui donna le nom de *tic douloureux de la face*. Depuis cette époque on a vu paroître sur le même sujet un ouvrage de Fothergill en 1776; un mémoire de MM. Andry et Thouret, inséré parmi ceux de la Société royale de médecine, année 1782; un ouvrage de Pujol en 1787; un autre, de Siebold, en 1795; quelques Dissertations, comme celles de Vieillard, de Salomon Simon, de Forstmann; enfin diverses observations éparses dans les Journaux de médecine. A ces noms illustres cités par M. Méglin, on doit ajouter celui de M. le professeur Chaussier, qui, le premier, mit dans tout son jour le caractère essentiel de la maladie dont il s'agit, signala ses diverses espèces, et consacra la dénomination qu'elle porte aujourd'hui.

A la suite de cette partie historique, vient la

description générale de la maladie. L'auteur insiste sur le caractère particulier de la douleur, la rapidité avec laquelle elle s'élance du point primitivement affecté dans toutes les ramifications du nerf, son acuité, son atrocité (on peut ici employer cette expression) portée quelquefois au point que les malades veulent se détruire : il fait remarquer ses intermissions complètes, et la promptitude avec laquelle les accès se déclarent, le plus souvent, sans aucun signe précurseur et la moindre apparence de fièvre. Il prouve, enfin, que le diagnostique ne sauroit être équivoque, si ce n'est dans l'origine du mal et dans quelques cas fort rares, où il commence par une douleur continue dans le nerf affecté, ou même par un gonflement fluxionnaire. Il compare à cette maladie celles qui peuvent être confondues avec elle, telles que le clou hystérique, le rhumatisme du visage, l'engorgement muqueux des sinus maxillaires, et l'odontalgie, afin d'en faire ressortir les différences. Ainsi le *clavus hystericus, ovum hystericum*, n'est pas une maladie idiopathique, mais un symptôme de l'hystérie; les accès de douleur sont longs et uniformes, etc. La maladie appelée par Fothergill rhumatisme du visage, est essentiellement humorale, et non convulsive, le point douloureux est souvent tuméfié, les douleurs sont continues et plus vives la nuit que le jour, ce qui est le contraire de la névralgie, etc. Dans l'odontalgie, la douleur a un foyer déterminé, et ne présente pas d'intermittence complète. M. Méglin déplore ici les nombreuses méprises qui ont fait confondre le tic avec cette dernière maladie, méprises d'autant plus funestes, qu'elles conduisent à faire arracher les dents soit cariées, soit saines, ce qui non-seulement prive le malade d'un organe irréparable, mais exaspère cruellement la maladie primitive par le tiraillement du nerf affecté. Il s'appuie de l'expérience de M. Duval, célèbre dentiste de la capitale, pour combattre une pratique dont il a eu souvent occasion d'observer les dangereuses conséquences.

Passant ensuite à l'examen des causes de la maladie, M. Méglin rappelle l'opinion de la plupart des auteurs qui veulent que l'affection du nerf ait pour cause immédiate la présence d'une humeur âcre, de nature catarrhale, goutteuse, scorbutique, selon Thouret, Andry, Sauvages; cancereuse, selon Fothergill ; rhumatismale, vénérienne, etc., selon d'autres. Il relève même à ce sujet la contradiction où est tombé Pujol, qui, d'un côté, nie toute cause humorale, sous le prétexte que des humeurs aussi diverses ne sauroient produire des effets aussi semblables, et qui, de l'autre, semble admettre une cause de cette nature, en annonçant que la maladie est toujours symptomatique. Sans rien nier ni affirmer à cet égard, M. Méglin émet une opinion qui nous a paru à la fois fine et juste : c'est que la maladie, en supposant qu'elle reconnoisse pour cause primitive une diathèse humorale, peut ensuite persister après la destruction de cette cause, par le seul fait de la tendance qu'a le système nerveux à répéter les mouvements qu'il a déjà produits. Dans cette question M. Méglin auroit pu s'aider de l'examen anatomique ; mais il a guéri tous ses malades, ce qui est assurément une heureuse excuse.

Quant au traitement, les auteurs se réduisent en général à deux indications fondamentales : 1.° détruire la diathèse humorale considérée comme cause de la maladie ; 2.° réparer le désordre produit par cette cause dans l'action nerveuse. Les remèdes appropriés à la première indication varient suivant la nature de l'humeur qui paroît être la cause primitive du mal. Les moyens proposés pour remplir la seconde, ne sont pas moins multipliés. Tous ceux qu'on trouve indiqués dans les matières médicales sous le nom de *nervins* et d'*antispasmodiques*, ont été mis en usage sous toutes les formes, mais presque toujours sans succès.

Il étoit réservé à M. Méglin, déjà connu par d'utiles travaux, d'éclairer ce point de médecine pratique. La méthode curative qu'il propose n'est pas le fruit de vaines spéculations, mais d'une expérience judicieuse et dégagée de toute prévention. Sans entrer dans les détails de cette méthode, qu'il faut lire dans l'ouvrage même, nous dirons qu'elle consiste principalement dans l'emploi de pilules composées d'extrait de jusquiame noire, d'oxide de zinc sublimé, d'extrait de valériane sauvage, de chaque un grain. L'auteur prescrit d'abord une pilule matin et soir, et il augmente graduellement la dose jusqu'à vingt et au-delà, ayant soin de les faire continuer encore quelque temps après la disparition de la maladie, et de les faire reprendre à la première apparence de rechute. Sur dix malades dont il trace l'observation, huit ont été radicalement guéris, et les deux autres considérablement soulagés. Mais il faut observer que plusieurs d'entre eux étoient affectés de la maladie au plus haut degré et depuis longues années.

Des résultats aussi positifs, annoncés par un médecin dont les talents et le caractère inspirent une égale confiance, ne peuvent manquer de fixer l'attention des praticiens.

Nous croyons inutile d'analyser avec plus d'étendue ces observations, dont la Société a déjà entendu la lecture avec un vif intérêt.

Nous terminerons ce rapport en votant des remercîments à M. Méglin pour la communication qu'il a bien voulu nous faire de son manuscrit, et en l'engageant à publier bientôt une découverte aussi précieuse pour l'humanité.

Paris, ce 24 Février 1816.

Signé CAYOL, D. M. P.

ADELON, D. M. P., Rapporteur.

Lu et adopté dans la séance du 24 Février 1816.

Signé RÉCAMIER, Président.

Pour extrait conforme :

Le Secrétaire-général de l'Athénée de médecine,

Signé ROYER-COLLARD.

TABLE.

FIN DE LA TABLE.

www.ingramcontent.com/pod-product-compliance
Ingram Content Group UK Ltd.
Pitfield, Milton Keynes, MK11 3LW, UK
UKHW020236220726
13923UKWH00002B/675